MEDITANDO COM O YOGA

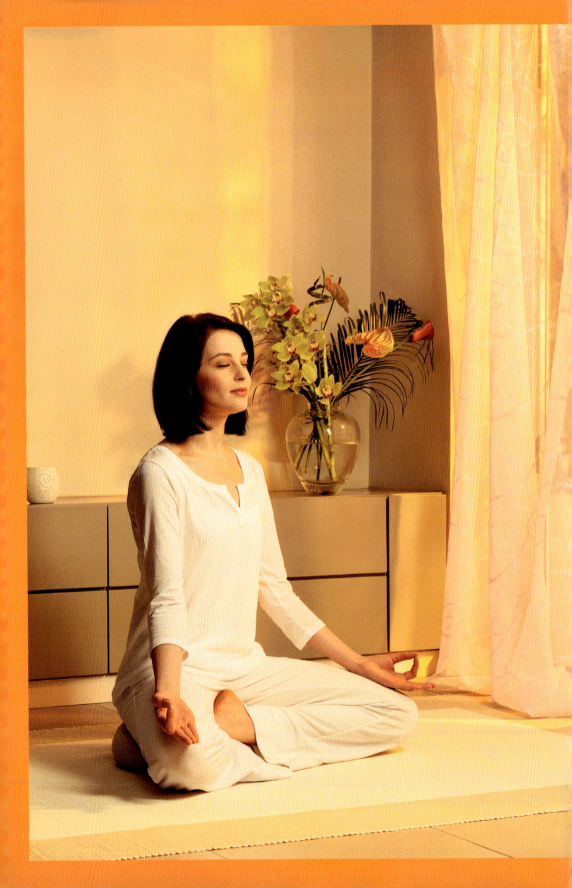

STEPHEN STURGESS

MEDITANDO COM O YOGA

TRANQUILIZE A MENTE
E DESPERTE O SEU ESPÍRITO INTERIOR

TRADUÇÃO:
CLAUDIA GERPE DUARTE
EDUARDO GERPE DUARTE

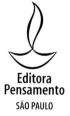

Editora
Pensamento
SÃO PAULO

Título original: *Yoga Meditation – Still Your Mind and Awaken Your Inner Spirit.*

Copyright © 2014 Watkins Publishing Limited.
Copyright do texto © 2014 Stephen Sturgess.
Copyright das ilustrações © 2014 Watkins Publishing Limited.
Para o copyright das fotografias e das ilustrações adicionais de Stephen Sturgess consulte a página 158, que deve ser considerada como uma extensão deste copyright.

Publicado pela primeira vez no Reino Unido e na Irlanda em 2014 por Watkins Publishing Limited, Sixth Floor 75 Wells Street, London W1T 3QH.

Membro do Osprey Group

O direito de Stephen Sturgess de ser identificado como o Autor deste texto foi asseverado de acordo com o Copyright, Designs and Patents Act of 1988.

Copyright da edição brasileira © 2015 Editora Pensamento-Cultrix Ltda.

Texto de acordo com as novas regras ortográficas da língua portuguesa.

1ª edição 2015.
1ª reimpressão 2016.

Todos os direitos reservados. Nenhuma parte deste livro pode ser reproduzida ou usada de qualquer forma ou por qualquer meio, eletrônico ou mecânico, inclusive fotocópias, gravações ou sistema de armazenamento em banco de dados, sem permissão por escrito, exceto nos casos de trechos curtos citados em resenhas críticas ou artigos de revista.

A Editora Pensamento não se responsabiliza por eventuais mudanças ocorridas nos endereços convencionais ou eletrônicos citados neste livro.

Pesquisa de Imagens: Cee Weston-Baker
Ilustrações Comissionadas: Christiane Beauregard e Stephen Sturgess
Fotografias Comissionadas: Jules Selmes
Maquiadora: Justine Martin

Preparação de originais: Marta Almeida de Sá
Editoração Eletrônica: Join Bureau
Revisão: Nilza Agua

Nota da editora original: As informações contidas neste livro não foram concebidas como um substituto para conselhos e tratamentos médicos profissionais. Se você estiver grávida ou sofrer de problemas médicos ou de saúde, é recomendável que consulte um profissional de saúde antes de seguir qualquer um dos conselhos ou práticas sugeridos neste livro. A Watkins Publishing Limited, ou quaisquer outras pessoas que tenham estado envolvidas nesta publicação, não podem aceitar nenhuma responsabilidade por quaisquer lesões ou danos ocorridos em decorrência da prática de informações, exercícios ou técnicas terapêuticas contidos neste livro.

Dados Internacionais de Catalogação na Publicação (CIP)
(Câmara Brasileira do Livro, SP, Brasil)

Sturgess, Stephen
   Meditando com o yoga : tranquilize a mente e desperte o seu espírito interior / Stephen Sturgess ; tradução Claudia Gerpe Duarte, Eduardo Gerpe Duarte. – 1. ed. – São Paulo : Pensamento, 2015.

   Título original : Yoga meditation : still your mind and awaken your inner spirit.
   ISBN 978-85-315-1888-1

   1. Meditação 2. Kriya Yoga 3. Yoga I. Título.

14-09923   CDD-294.5436

Índices para catálogo sistemático:
   1. Meditação : Kriya Yoga   294.5436

Direitos de tradução para o Brasil adquiridos com exclusividade pela
EDITORA PENSAMENTO-CULTRIX LTDA., que se reserva a
propriedade literária desta tradução.
Rua Dr. Mário Vicente, 368 – 04270-000 – São Paulo – SP
Fone: (11) 2066-9000 – Fax: (11) 2066-9008
http://www.editorapensamento.com.br
E-mail: atendimento@editorapensamento.com.br
Foi feito o depósito legal.

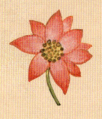

Dedico este livro ao meu guru
Paramhansa Yogananda (1893-1952),
que trouxe a suprema técnica do
Kriya Yoga Meditation para o Ocidente.

*"A prática dedicada da meditação ocasiona
uma profunda felicidade. Essa felicidade
sempre renovada não nasce do desejo;
ela se manifesta por meio do comando mágico
da sua calma interior e intuitiva.
Manifeste sempre essa serenidade."*

Paramhansa Yogananda

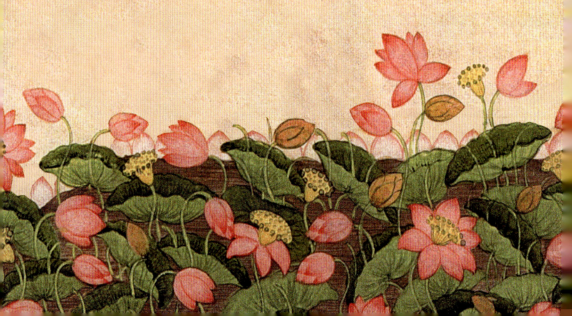

Sumário

INTRODUÇÃO
O QUE É A VERDADEIRA FELICIDADE? 8
O Yoga da Meditação 10
O Kriya Yoga e a importância da meditação 12
A Jornada Interior 14

CAPÍTULO 1
OS OITO MEMBROS DO YOGA 16
Introdução aos Oito Membros 18
   Yama – autocontrole 18
   Niyama – observâncias fixas 20
   Asana – postura yogue 22
   Pranayama – regulação da força vital por meio da respiração 23
   Pratyahara – recolhendo a mente dos sentidos 24
   Dharana – concentração 25
   Dhyana – meditação 27
   Samadhi – união divina 27

CAPÍTULO 2
O SISTEMA DE ENERGIA INTERNO 28
Os Três Corpos e os Cinco Revestimentos 30
O Corpo Físico 32
O Corpo Astral 32
O Corpo Causal 33
Os *Chakras* 34
Energia Cósmica 36
   Os Sete *Chakras* 38
Os *Nadis* 42
   O *Sushumna* 44
   O *Ida* e o *Pingala* 44
Kundalini 46

CAPÍTULO 3
PREPARAÇÃO PARA A PRÁTICA 48
Preliminares para a Prática 50
A Arte de se Sentar para Meditar 52
Mudras 58
Bandhas 60

CAPÍTULO 4
PRÁTICA DE ASANA 62
Aquecimento 64
Sequência de Saudação ao Sol 68
Sequência Matinal Energizante 72
Sequência Noturna Relaxante 76
Sequência Calmante 80

CAPÍTULO 5
PRÁTICA DE PURIFICAÇÃO 84
Nadi Shodhana: Respiração Alternada 86

Agnisara Kriya: Ativação do Fogo
   Digestivo   88
Kapalabhati: Respiração do Crânio
   Brilhante   92
Ashvini Mudra: Gesto do Cavalo   93

CAPÍTULO   6
PRÁTICA DE PRANAYAMA   94
A Respiração Yogue Completa   96
Ujjayi Pranayama: Respiração
   Vitoriosa   98
Bhastrika Pranayama: Respiração do
   Fole   100
Bhramari Pranayama: Técnica de Respiração
   da Abelha   102
Kundalini Pranayama: Nadi Shodhana e
   o Mantra *Om*   104

CAPÍTULO   7
PRÁTICA DE MEDITAÇÃO   106
Concentrando a mente   108
   Respiração   110
   Visualização   110
   Mantras e Entoação   112
   Contemplação Fixa   113
Maha Mudra: Despertando a Energia na
   Coluna Vertebral   114

A Entoação dos Mantras *Bija*: Despertando
   os *Chakras*   118
A Entoação do Mantra *Hum*: Intensificando
   o *Prana*   120
Meditação *Hong Sau*: Eu Sou Ele,
   o Absoluto   122
Navi Kriya: Despertando o *Prana* no Centro
   do Umbigo   126
Jyoti Mudra: Despertando a Luz
   Interior   128
O Significado de *Om*   130
Meditação *Om*   132
Meditação Yogue da Suprema
   Bem-Aventurança   134

CAPÍTULO   8
**DESENVOLVENDO A SUA
   PRÁTICA   138**
A Vida Consciente   140
Tornando a Meditação Yogue uma
   Rotina Diária   144
Sessões Matinais   146
Sessões Noturnas   150

Leitura complementar   154
Índice remissivo   156
Agradecimentos   158

INTRODUÇÃO

O que é a Verdadeira Felicidade?

Consciente ou inconscientemente, todos estamos buscando a felicidade duradoura: um sentimento de calma, equilíbrio e completude, a verdadeira alegria da total realização, e o alívio do sofrimento, da dor e da tristeza. Às vezes, no entanto, podemos nos sentir fora de sincronia, carentes de alegria, esmagados pela vida ou ter a sensação de que "alguma coisa está faltando".

Podemos ter todo o conforto material que a vida pode nos dar – uma casa, um carro, roupas bonitas, a última palavra em produtos tecnológicos, um bom casamento ou relacionamento, sexo, família, amigos, uma carreira de sucesso e uma boa saúde – todas as coisas que a maioria das pessoas acredita que tragam felicidade e segurança. Mas a felicidade ainda assim pode se esquivar de nós ou parecer excessivamente efêmera – ofuscada por momentos de preocupação, descontentamento ou insegurança. E de que vale o sucesso no mundo exterior se não tivermos encontrado satisfação, paz interior e alegria dentro de nós?

Por não entender a diferença entre o prazer (um atributo dos sentidos) e a felicidade (atributo da mente), frequentemente tentamos conferir significado e propósito à nossa vida voltando a mente para fora. Portanto, preenchemos o nosso tempo com eventos, atividades e objetos externos – coisas que só podem proporcionar uma felicidade transitória.

Por outro lado, se escolhermos voltar a mente e os sentidos para dentro, com a prática da Meditação Yogue, como é delineada neste livro, teremos a chance de transcender as limitações externas do dia a dia que nos tolhem e unir-nos ao nosso eu verdadeiro, mais profundo e jubiloso. Em sânscrito, isso é conhecido como *Sat-Chit-Ananda*: bem-aventurança sempre consciente, sempre existente e sempre nova. Ao encorajar a mente pensante a se aquietar por meio da meditação, possibilitaremos que a luz do verdadeiro eu comece a brilhar a partir do interior.

Desse modo, poderemos compreender e começar a assentar-nos na conscientização do que é frequentemente chamado, na perspectiva yogue, de a nossa natureza divina, que reconhece a união do eu individual, ou consciência, com a consciência Absoluta, ou Suprema. Isso nos permite vivenciar um sentimento de unidade subjacente no mundo e uma ligação vibrante com todas as coisas.

Quando tudo o que fazemos na vida é uma expressão desse estado divino *interior* de alegria, nós recuperamos o nosso equilíbrio, liberdade e alegria, e sentimos diariamente a verdadeira felicidade. Por conseguinte, é um sábio investimento dedicar regularmente algum tempo às práticas de Meditação Yogue deste livro, pois elas o guiarão nesse caminho de descoberta emocional e espiritual, acalmando a sua mente, intensificando a sua objetividade, aumentando a sua alegria, despertando o seu espírito interior e possibilitando que você realize o seu mais pleno potencial de pensamento e ação criativos.

O que é Meditação Yogue?
Para entender plenamente o que é a Meditação Yogue, convém primeiro adquirir um entendimento do termo Yoga no seu sentido amplo e verdadeiro em vez de no contexto do yoga físico limitado, "yoga no tapete" que passou a ser associado ao termo no Ocidente.

A palavra *yoga* vem da raiz sânscrita *yuj*, que significa "emparelhar, unir ou ligar". O significado supremo é a *união* entre o eu individual e o Eu Universal. É estabelecer a *unicidade* entre o finito e o Infinito, entre o ser interior e o Ser Supremo. Portanto, além de ser uma ferramenta que conduz à saúde ideal e a uma mente calma e serena, o Yoga também é uma ferramenta que conduz à autorrealização e, no final, à liberação espiritual e ao sentimento de unicidade com o eu.

"A alegria divina é como milhões de alegrias
terrenas esmagadas numa só."

Paramhansa Yogananda

INTRODUÇÃO

O Yoga da Meditação

Neste livro, a ênfase é no que é conhecido como Raja Yoga – o yoga da meditação – que se ocupa principalmente do cultivo da mente por meio do aprendizado de aquietar a mente ou controlar as suas numerosas flutuações a fim de vivenciar uma profunda quietude, alegria e, finalmente, a iluminação. No entanto, as páginas que se seguem também contêm práticas de purificação física para o corpo, a respiração e a mente, que derivam do Hatha Yoga – a prática mais ampla do yoga como definida no *Hatha Yoga Pradipika*. Essas práticas físicas também são uma parte essencial do Raja Yoga; o Hatha e o Raja Yoga são interdependentes.

Uma maneira de pensar na interação entre o Hatha e o Raja Yoga é que as práticas físicas do Hatha Yoga – práticas de *asana*, purificação e *pranayama* (ver Caps. 4-6) – representam a limpeza das janelas do templo (o corpo físico e a mente) para que a luz espiritual do Raja Yoga – as práticas de meditação (ver Cap. 7) – brilhe no santuário interior (o Eu interior). Afinal de contas, o corpo físico e a mente são os seus principais recursos para todas as práticas espirituais. Portanto, sem um corpo e mente fortes e saudáveis, é difícil alcançar a alegria espiritual.

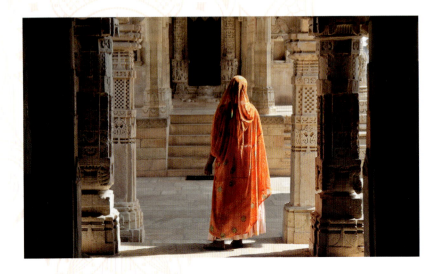

Os ensinamentos do Raja Yoga

Os ensinamentos do Raja Yoga remontam a cerca de 200 a.C., quando foram sistematizados por um grande sábio chamado Patanjali, que o formulou em 196 aforismos chamados *Yoga Sutras*, citações dos quais você verá espalhadas por este livro. Algumas traduções modernas consideram o número de sutras como sendo 195 devido à interpretação de que um deles é uma expansão de um *sutra* anterior.

As antigas diretrizes de Patanjali dão instruções sobre as ações que ele achava que precisamos empreender — como disciplinas sociais e pessoais, posturas yogues, controle da respiração, e o retraimento dos sentidos para técnicas de concentração e meditação — se quisermos recuperar a experiência da nossa verdadeira natureza Divina.

Aquietando a mente

Patanjali nos diz nos seus *Yoga Sutras* que quando a mente está quieta e se volta para dentro, percebemos o Eu na sua verdadeira natureza Divina, sempre jubilosa, livre de quaisquer obstáculos que a estivessem anteriormente encobrindo:

"O Yoga (a experiência da Unidade) resulta da neutralização dos sentimentos do ego (vrittis) que produzem desejos, apegos, preferências e aversões."

Yoga Sutras 1:2

"O Eu então reside na sua (eterna) verdadeira natureza."

Yoga Sutras 1:3

"Em outras ocasiões quando o Eu não está residindo na sua verdadeira natureza, surge uma falsa identificação com o sentimento do ego (vritti)."

Yoga Sutras 1:4.

A palavra sânscrita *vritti* significa "remoinho", e são esses vórtices torvelinhantes de sentimento que surgem do ego — desejos e apegos, preferências e aversões, sentimentos e memórias — que causam a inquietude da mente. O Yoga é simplesmente a tranquilização desses sentimentos, e portanto desses movimentos, semelhantes a ondas que suavemente se aquietam na superfície de um lago, promovendo uma sensação de paz.

INTRODUÇÃO

O Kriya Yoga e a Importância da Meditação

Em 1861, a antiga ciência do Raja Yoga, que estivera perdida durante séculos, foi revivida como Kriya Yoga pelo mestre yogue himalaico Mahavatar Babaji. Numa sucessão de grandes mestres, Babaji primeiro ensinou o Kriya para Lahiri Mahasaya (1828-1895), instruindo-o a ensiná-lo para os sinceros buscadores da verdade. O descendente espiritual de Lahiri foi Swami Sri Yukteswar Giri (1855-1936), que então instruiu Paramhansa Yogananda (1893–1952), autor do clássico espiritual *Autobiografia de um Iogue* (1946).

Em 1920, Paramhansa Yogananda foi um dos primeiros mestres a trazer os ensinamentos do yoga para o Ocidente. Os seus ensinamentos de Kriya Yoga enfatizavam a experiência interior direta do divino, que ele chamava de "autorrealização". A ideia do Kriya Yoga, que, junto com o Raja Yoga, é a base das inestimáveis práticas de Meditação Yogue neste livro, é que ele interioriza a concentração do praticante, revertendo a energia vital que flui para fora (ou *prana*) dos sentidos para que se mova para dentro e para cima através dos centros de energia (ou *chakras*; ver pp. 34-41) no corpo, magnetizando a coluna vertebral com energia e encorajando a autoconsciência divina.

Então o que é meditação?
É importante apreciar por um momento o que realmente significa o termo "meditação" dentro da descrição do Raja, ou Kriya, Yoga como o "yoga da meditação". A meditação envolve simplesmente aquietar a mente e livrá-la das suas emoções, pensamentos, sentimentos do ego e desejos inquietos para que um maravilhoso sentimento de totalidade e de estar "em harmonia" possa ser alcançado.

Como seres humanos, somos um conjunto de corpo, mente e consciência. Na concepção ocidental, a mente e a consciência são às vezes usadas sinonimamente, o que frequentemente causa equívocos para aqueles para quem a filosofia yogue indiana é nova. Na filosofia yogue, os conceitos de mente e consciência indicam duas coisas diferentes: a mente só existe quando pensamentos estão presentes. No estado de sono profundo, não existem pensamentos, e portanto não existe nenhuma mente. Você, por outro lado – ou seja, o seu eu interior – é a própria consciência, que está eternamente presente nos estados desperto, de sonho e de sono. É somente a luz do eu ou da consciência refletida sobre a mente que possibilita que ela tenha poderes de cognição e sentimento. No entanto, todos nós caímos, com excessiva frequência, na armadilha de achar que é a mente em si que é a "conhecedora" e a "luz" na nossa existência do dia a dia.

A prática da meditação possibilita que você (a sua consciência) reconheça as duas entidades como distintas por meio do ato de observar a sua mente (os seus pensamentos) exatamente como você observaria um objeto externo. Ao fazer isso, você vem a reconhecer que não é, na realidade, a soma dos seus pensamentos e que é somente quando os seus pensamentos se aquietam e a sua mente fica em repouso que você pode reconhecer e se sentir em harmonia com o seu verdadeiro e jubiloso eu ou consciência, em vez de se associar continuamente ao ego, ou eu externo, por meio do qual estamos na maioria das vezes preocupados.

Benefícios diários da Meditação Yogue

Além da meta espiritual que lhe é subjacente, a Meditação Yogue proporciona um vasto leque de benefícios diários, enriquecendo a sua vida de numerosas maneiras. Por exemplo, ela:

- proporciona a você uma pausa valiosa para estar consigo mesmo
- ajuda a aliviar o estresse e a ansiedade
- aumenta o sentimento interior de calma e tranquilidade
- incrementa o seu poder de enfrentar as dificuldades da vida
- fortalece o seu corpo de dentro para fora
- intensifica a concentração e a objetividade
- aumenta os poderes de criatividade
- possibilita que você se sinta mais em harmonia consigo mesmo e com o mundo
- estimula a alegria e felicidade em todos os aspectos da vida.

INTRODUÇÃO

A Jornada Interior

É meu desejo que este livro, além de melhorar a maneira como você se sente dentro do seu próprio corpo – mais saudável e mais vital – também ajude a guiá-lo na sua jornada interior para redescobrir a sua natureza verdadeira, tranquila e jubilosa – o Eu interior divino e eterno – que é o nível no qual você se conecta com a consciência suprema.

Essa jornada – que ao mesmo tempo melhora a saúde e é espiritual – pode começar *aqui* e *agora*. Ela será a sua jornada pessoal – uma jornada que requer não apenas a sua conscientização, disposição e esforço mas também exige sinceridade, paciência, autodisciplina, perseverança e fé em si mesmo para alcançar êxito. Não se preocupe a respeito do quanto você se sente atualmente distante desse estado: até mesmo uma flor de lótus precisa crescer a partir de dentro da lama em direção à luz do sol.

O verdadeiro conhecimento surge a partir da experiência direta, de modo que é importante praticar regularmente, mesmo que apenas durante 15 minutos por dia. Embora seja melhor praticar de manhã ou à noite, você pode programar a sua Meditação Yogue para qualquer horário. A única limitação é que você não deve ter se alimentado nas duas horas que antecedem a prática. Se você sofrer de asma, diabetes, pressão alta ou problemas cardíacos, ou se estiver grávida, não deve praticar sem a orientação especializada de um professor qualificado ou de um médico.

Antes de você começar, é importante compreender que as práticas que se seguem não são a meta em si mesmas. A arte da Meditação Yogue não é meramente executar técnicas, pois estas são apenas veículos para ajudá-lo na sua jornada interior para alcançar a meta do yoga, ou união espiritual. As técnicas e práticas simplesmente o ajudarão a avançar para a sua meta, e é a partir desse estado meditativo que a verdadeira felicidade se desenvolverá a partir de dentro. Isso requer tempo e dedicação. É por esse motivo que as práticas das páginas que se seguem foram ordenadas da maneira como foram – para que você avance passo a passo nessa jornada em direção a uma vida mais calma, mais feliz e mais realizada. Portanto, relaxe e aproveite!

Como usar este livro

Em primeiro lugar, encontre um local quieto e tranquilo para se sentar e ler a introdução e os Capítulos 1 e 2 para aprofundar o seu entendimento da filosofia yogue que está por trás das práticas de Meditação Yogue.

Em seguida, leia o Capítulo 3 ("Preparação para a Prática") para conhecer os conceitos básicos sobre como se sentar e que fatores devem ser levados em consideração durante a sua prática.

Em seguida, dê uma lida nas técnicas propriamente ditas – *asana* (ver Cap. 4), purificação (ver Cap. 5), *pranayama* (ver Cap. 6) e meditação (ver Cap. 7) – para tomar conhecimento delas e ter uma ideia de como executá-las quando chegar a hora.

Finalmente, decida quais as sessões de Meditação Yogue do Capítulo 8, compostas a partir das técnicas apresentadas no livro, você conseguirá fazer mais confortavelmente de uma maneira regular, tendo prazer em integrar essas práticas à sua vida.

"O fluxo puro da consciência espiritual está presente na obtenção da pureza do estado ultrameditativo."

Yoga Sutras 1:47

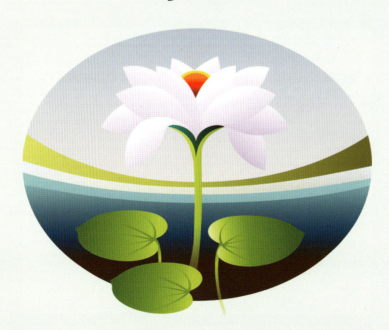

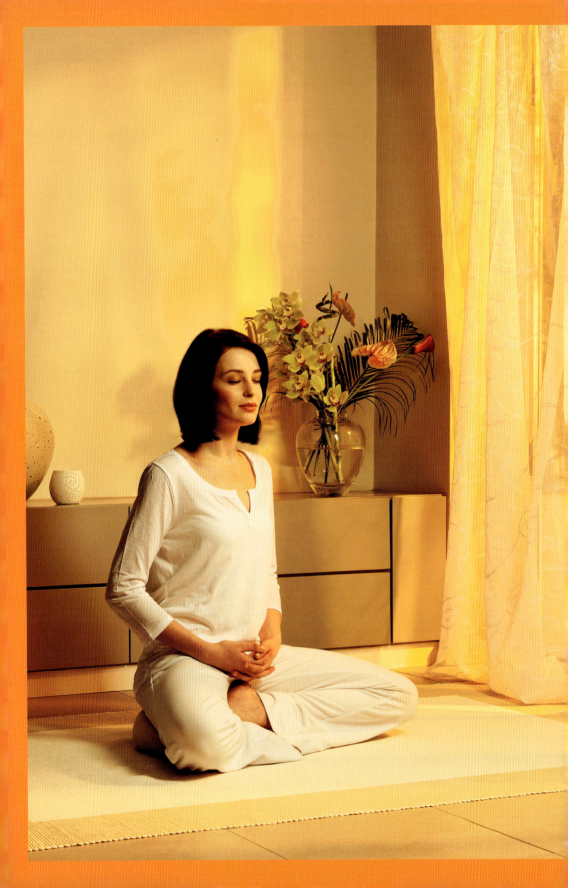

CAPÍTULO 1

OS OITO MEMBROS DO YOGA

O SUPREMO CAMINHO EM DIREÇÃO À LIBERDADE INTERIOR E À ALEGRIA

Antes de começar a explorar os exercícios práticos e meditações deste livro, é necessário que você entenda o conceito dos "Oito membros do Yoga", chamados *ashtanga yoga* em sânscrito (*ashta* significa oito, *anga* significa membro). Esses oito membros interdependentes, apresentados pelo sábio Patanjali nos seus *Yoga Sutras* (c. 200 a.C.; ver p. 11), nos preparam para a jornada interior da nossa consciência limitada de identificação externa com a nossa mente-corpo, para um estado sutil mais elevado no qual podemos nos sentir mais em harmonia com nós mesmos e com o universo. Eles fornecem os recursos para nos libertarmos do "sofrimento" terreno e para o verdadeiro despertar do nosso espírito interior sempre jubiloso.

Os oito membros, que vamos explorar melhor neste capítulo, são os seguintes:

- *yama* – autocontrole
- *niyama* – observâncias fixas
- *asana* – postura yogue
- *pranayama* – regulação da força vital por meio da respiração
- *pratyahara* – retraimento da mente dos sentidos
- *dharana* – concentração
- *dhyana* – meditação
- *samadhi* – união divina

Introdução aos Oito Membros

Os Oito Membros do Yoga são métodos de purificação do dia a dia recomendados pelo sábio do yoga Patanjali para nos ajudar no caminho em direção a uma vida mais gratificante. Eles incluem princípios éticos e práticas físicas, bem como técnicas de meditação que nos preparam para os estágios finais, mais elevados, do despertar espiritual.

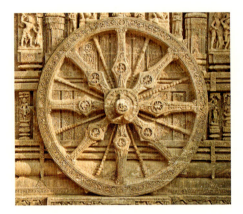

"A partir da prática constante dos membros do yoga, as impurezas da mente são destruídas, conduzindo à iluminação da sabedoria judiciosa."

Yoga Sutras 2:28

Yama — Autocontrole

Yama é o primeiro dos Oito Membros do Yoga. A palavra sânscrita *yama* significa "contenção" — e no contexto dos Oito Membros, isso significa exercer contenção sobre ações, palavras e pensamentos que podem causar aflição ou dano a nós mesmos ou aos outros. Os cinco *yamas* são: não violência; veracidade; ausência de cobiça; conservação da energia vital; e desapego.

Ahimsa — não violência
A raiz de todos os *yamas* e *niyamas*, *ahimsa* significa ser gentil e respeitoso com todos os seres vivos, inclusive nós mesmos — não apenas nas nossas ações mas também nos nossos pensamentos e palavras. Por exemplo, o nosso dis-

curso deve ser honesto e sincero, sem tagarelices ou comentários mordazes; a nossa abordagem da prática da Meditação Yogue deve ser delicada em vez de carregada de expectativas irrealistas.

Satya – veracidade

Na perspectiva yogue, exagerar, fingir, induzir ao erro, distorcer ou mentir para nós mesmos ou para os outros, ou manipular pessoas ou situações para beneficiar os nossos interesses egoístas, é contra a nossa natureza divina. A nossa natureza essencial envolve, em contraposição, viver na veracidade. Isso não apenas significa não mentir para outras pessoas ou para nós mesmos, mas também ser verdadeiros com os nossos próprios sentimentos e convicções.

Asteya – ausência de cobiça

Praticar *asteya* significa não ansiar ou desejar ardentemente o que não nos pertence. O desejo, a inveja e a ganância nos mantêm continuamente olhando para o futuro em busca da realização, em vez de compreender que a perfeição é alcançável no presente, com aquilo que já temos a sorte de ter.

Brahmacarya – conservação da energia vital

O termo *brahmacarya* ("caminhando na presença do divino") significa a utilização sábia da nossa energia de todas as maneiras, já que qualquer tipo de excesso ou gratificação exagerada dos desejos, seja comendo, dormindo ou falando em excesso, ou até mesmo fazendo exercícios demais, conduz à dissipação da energia, o que esgota a nossa vitalidade.

Aparigraha – desapego

Praticar *aparigraha* significa não ter um apego excessivo aos objetos ou eventos externos, ou aos resultados que eles possam acarretar. Isso significa não ser possessivo com relação aos objetos ou acumulá-los, não tentar controlar as outras pessoas e não se agarrar rigidamente a pensamentos, ideias ou opiniões. Até mesmo dentro da prática da Meditação Yogue, é importante praticar *aparigraha*, não se fixando demais nos resultados desejados; em vez disso, devemos aceitar a situação e avançar com o que aparecer.

Niyama – Observâncias Fixas

Os *niyamas* são o segundo dos Oito Membros do Yoga e são tão importantes quanto os *yamas*, mas dizem mais respeito à conexão com o indivíduo do que com a sociedade que nos cerca. Os cinco *niyamas* são os seguintes: pureza; contentamento; autodisciplina; autoestudo; e harmonização com a consciência suprema.

Sauca – pureza

Praticar *sauca* significa garantir a limpeza tanto do corpo quanto da mente, o que nos permitirá sentir mais prontamente um estado realçado de calma e quietude interior. Isso envolve simples medidas físicas como se lavar todas as manhãs e antes da prática da Meditação Yogue, mas também implica ficar livre de todos os emaranhamentos mentais negativos com objetos, circunstâncias e pensamentos. As práticas deste livro o ajudarão a se esforçar para tentar livrar a sua mente desses emaranhamentos.

Santosa – contentamento

Praticar *santosa* significa estar num estado de felicidade e equanimidade que não depende de nenhuma condição externa. Esse tipo de contentamento não está condicionado pelo que temos ou não temos, pois isso conduzirá a uma mente que não pode ser permanentemente satisfeita com nada. Em vez disso, devemos ter como objetivo sentir-nos contentes *dentro* de nós mesmos. A prática regular da Meditação Yogue aquietará naturalmente a mente inquieta, aprimorando a sua capacidade de permanecer calmo e equilibrado em todas as situações.

Tapas – autodisciplina

Tapas é energia que está concentrada com força de vontade consciente num ponto específico, de modo que ela libera vigor. Por exemplo, se você inalar profundamente e enrijecer o braço esquerdo com força de vontade, prender a respiração e depois soltar o ar e liberar a tensão, você sentirá o surto de energia no seu braço. Essa energia é necessária para a concentração da mente. O cultivo da autodisciplina ou *tapas* por meio das técnicas deste livro possibilitará que você supere a natureza egoísta da mente e, em vez disso, dirija o poder dela para propósitos espirituais mais elevados.

Svadhyaya – autoestudo
Junto com os *tapas* (embaixo à esquerda) e *ishvara pranidhana* (abaixo), *svadhyaya*, que significa autoestudo, funciona como uma ferramenta para enfraquecer o que são conhecidas na perspectiva yogue como as cinco aflições (*kleshas*): ignorância; egoísmo; atração; repulsão; e medo da morte. O autoestudo não é um processo intelectual, mas simplesmente uma *conscientização* dos movimentos da mente. Ele pode ser alcançado por meio do estudo regular de escrituras yogues como o *Bhagavad Gita*, dos *Yoga Sutras* de Patanjali e dos *Upanishads*, a entoação de mantras sagrados como *Om* (ver pp. 132-33), e também observando atentamente a nossa mente egoica para obter a compreensão de como ela encobre o nosso entendimento do nosso verdadeiro eu.

Ishvara pranidhana – harmonização à consciência suprema
Ishvara pranidhana significa o oferecimento do nosso eu egoico à consciência suprema. Ao permanecer de momento a momento na *conscientização* e *presença* dessa consciência mais elevada, podemos transcender o nosso sentido diário do "Eu", do "mim" e do "meu", realizando portanto internamente a nossa verdadeira e eterna natureza, e vivenciando um profundo sentimento de paz e unidade interiores.

"A felicidade suprema é obtida por meio do contentamento."

Yoga Sutras 2:42

Asana – Postura Yogue

O aspecto mais conhecido e amplamente praticado do yoga na vida moderna é a noção do *asana*, que significa postura física. No entanto, Patanjali, que o esquematizou como o terceiro dos seus Oito Membros do Yoga, na realidade lida com o tema do *asana* em apenas três dos seus 196 *sutras*, referindo-se apenas a posturas sentadas como *Sukhasana* (Postura Fácil; ver p. 53), *Siddhasana* (Postura do Adepto; ver p. 55) e *Padmasana* (Postura do Lótus; ver p. 56). Isso acontece porque ele está interessado em posturas que tenham um relacionamento com o propósito geral do yoga, que é a concentração e a meditação. E, de acordo com ele, as posturas que são firmes, agradáveis e confortáveis se prestarão a essa concentração.

Existem, contudo, muitos outros *asanas* variados do yoga que podem ser executados tendo em vista o bem-estar físico global (ver exemplos no Cap. 4), bem como para energizar e relaxar o corpo na preparação para a meditação. No *Hatha Yoga Pradipika* – um tratado de Svatmarama Yogendra de meados do século XIV – lemos o seguinte: "O *asana* é o primeiro estágio do Hatha Yoga [...] ele confere firmeza, saúde e leveza ao corpo" (1:17).

A prática regular dos *asanas* no Capítulo 4 ajudarão a purificar e fortalecer o corpo, abrir e equilibrar os *chakras* (ver pp. 34-41), remover bloqueios dos canais de energia interna (*nadis*; ver pp. 42-5) e despertar a energia na coluna vertebral (*kundalini*; ver pp. 46-7) com o propósito de elevá-la aos centros superiores do cérebro durante a meditação.

"A postura deve ser firme e confortável."

Yoga Sutras 2:46

Pranayama — Regulação da Força Vital por Meio da Respiração

Pranayama, o quarto dos Oito Membros do Yoga, é definido nos *Yoga Sutras* como "regulação da força vital por meio da tranquilização da respiração" (2:49). A palavra sânscrita *pranayama* é formada por duas palavras: *prana*, a energia da força vital sutil que permeia e sustenta toda a vida; e *ayana*, que significa "regular ou estender". No entanto, *prana* não é a respiração em si, e *pranayama* não é apenas regular ou controlar a respiração; a respiração é simplesmente o instrumento que nos permite ter acesso ao *prana*. Pranayama, portanto, envolve regular e harmonizar a força vital dentro do corpo – a energia que permeia todo o sistema físico e que atua como um canal de comunicação entre o corpo e a mente. Por meio do processo do *pranayama*, a energia e a consciência individuais se expandem na energia e na consciência universais.

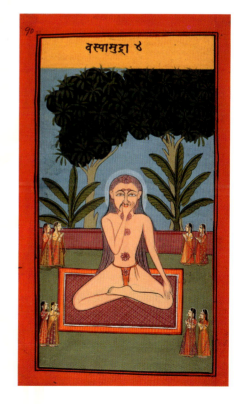

As práticas de *pranayama* no Capítulo 6 o ajudarão não apenas a experimentar o fluxo da energia vital do *prana* no seu corpo, mas também a começar a regulá-lo e usá-lo para energizar o corpo e acalmar a mente para a meditação.

Uma miniatura indiana do século XVIII retratando uma técnica de respiração yogue.

Pratyahara — Recolhendo a Mente dos Sentidos

Pratyahara é o quinto dos Oito Membros do Yoga, e está relacionado com a preparação da mente para a concentração e a meditação.

A palavra sânscrita *pratyahara* é uma combinação de duas palavras: *prati*, que significa "direção oposta"; e *ahar*, que significa "remover ou retirar". *Pratyahara*, portanto, significa "recuar na direção oposta": é o recolhimento da mente dos cinco sentidos e dos seus respectivos objetos no mundo – uma interiorização da mente.

Geralmente, quando contemplamos, ouvimos, cheiramos, tocamos ou provamos alguma coisa, a nossa atenção é afastada de nós mesmos, enquanto no *pratyahara* a atenção é dirigida para dentro.

É somente por meio da prática do *asana* e do *pranayama* que podemos aprender a voltar a atenção da mente para dentro dessa maneira, conscientizando-nos totalmente de onde surge o impulso de inspirar e expirar. Ao executar regularmente essas práticas, nós nos livramos do apego à dualidade do prazer e da dor, que nos causa angústia, e a nossa mente pode se acalmar.

"Por meio da interiorização consciente da mente, os sentidos funcionam de uma maneira inteligente e em harmonia sem a interferência da mente egoica. Por conseguinte, alcançamos o completo domínio sobre todos os sentidos."

Yoga Sutras 2:55

Dharana – Concentração

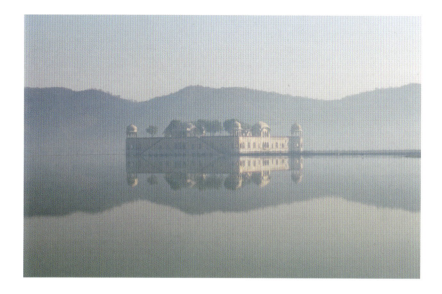

Dharana, ou concentração com um único foco, é o sexto membro dos Oito Membros do Yoga de Patanjali, com a palavra sânscrita *dharana* vindo da palavra *dhri*, "segurar com firmeza".

A mente pode ser comparada a um lago, com os pensamentos e sentimentos que surgem da mente aparecendo como ondas no lago. Só podemos enxergar claramente o nosso reflexo na água quando as ondas na superfície se acalmam e ficam quietas. Do mesmo modo, só podemos perceber o nosso verdadeiro eu interior quando todas as ondas-pensamento e vórtices de sentimentos (*vrittis*) na nossa mente são acalmados por meio da concentração num único foco, em vez de os deixarmos vagar em qualquer lugar que desejem como uma expressão do eu egoico. *Tratak* (ver p. 113) e *Hong Sau* (ver pp. 122-25) são métodos particularmente eficazes para o desenvolvimento desse tipo de concentração. E quanto mais pudermos aplicar a concentração na vida diária, maior será o nosso sucesso na meditação.

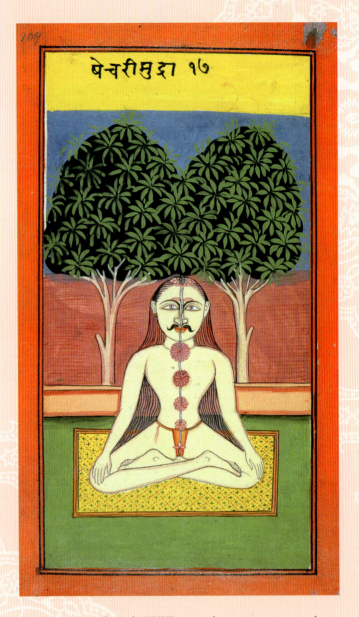

"Uma pintura do século XVIII mostrando um yogue num asana de meditação, com os principais chakras assinalados."

"A meditação é o fluxo ininterrupto da conscientização atenta na realidade divina interior."

Yoga Sutras 3:2

Dhyana – Meditação

A meditação, o sétimo dos Oito Membros, envolve liberar a mente de todos os pensamentos perturbadores, reações emocionais e desejos agitados, e voltar a atenção para o interior a fim de conscientizar-nos da nossa verdadeira natureza jubilosa.

A meditação não é uma técnica propriamente dita, e sim um estado de quietude e total contentamento no momento presente. Todo movimento cessou com o *dharana* (concentração), e no *dhyana* (meditação) nos encontramos na nascente interior do nosso ser, experimentando a nossa verdadeira natureza. Todas as ideias a respeito da nossa identidade como um ser separado e limitado se dispersam na união da consciência individual com a Consciência Suprema, e nós compreendemos que a infinita presença do divino – *Sat-Chit--Ananda* (bem-aventurança sempre consciente, sempre existente e sempre nova) – está constantemente dentro de nós. As práticas da Meditação Yogue nas páginas que se seguem o conduzirão nesse caminho em direção ao *dhyana*, onde você vivenciará uma calma e contentamento profundos.

Samadhi – União Divina

A palavra *samadhi* vem dos termos sânscritos *sam*, que significa "perfeito ou completo", e *dhi*, que significa "consciência". Ele é o oitavo dos Oito Membros do Yoga. No estado de *samadhi*, a mente está tão completamente absorta no Eu divino que ela não tem mais consciência de que está meditando. Todas as distinções entre a pessoa que é o meditador subjetivo, o ato da meditação e o objeto da meditação se fundem na unicidade.

A diferença entre a meditação (*dhyana*) e o *samadhi* é que na meditação existe um fluxo de atenção ininterrupto em direção ao objeto da meditação, ao passo que no *samadhi* existe uma completa dissolução da dualidade subjetivo-objetiva do observador e do observado. O meditador perde todo o senso de individualidade (consciência do ego), a expansão da consciência tem início e a mente se funde numa unicidade jubilosa com o Eu divino: a meta suprema de toda a Meditação Yogue.

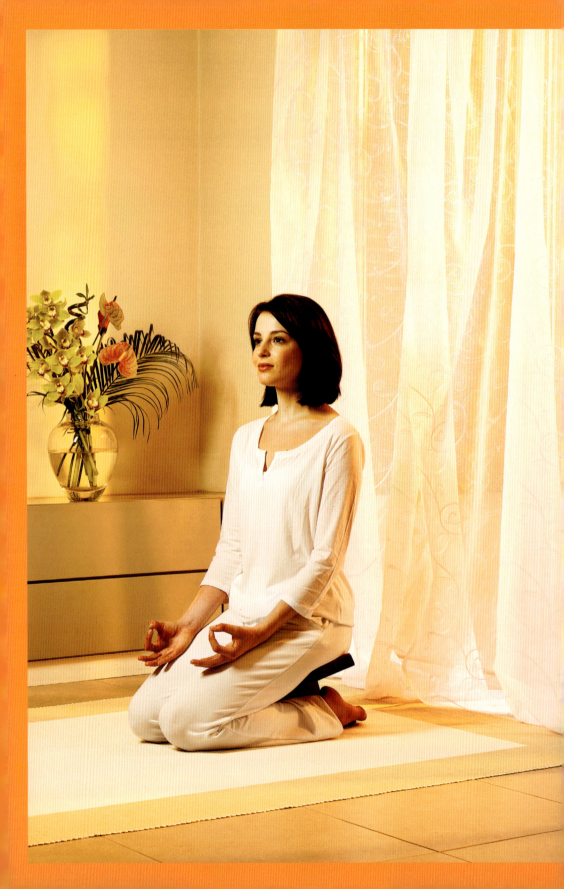

CAPÍTULO 2

O SISTEMA DE ENERGIA INTERNO

OS CORPOS SUTIS, OS CHAKRAS, OS NADIS E A KUNDALINI

Para entender os exercícios de Meditação Yogue deste livro em todos os seus aspectos – físico, mental e espiritual – convém que você tenha algum conhecimento e entendimento da sua anatomia sutil. Quanto mais você se conscientizar desse sistema de energia interno e conseguir direcionar com eficácia a sua força vital essencial, não apenas enquanto praticar os exercícios do livro mas também quando lidar com a sua vida diária, mais controle você terá sobre a sua saúde e a sua felicidade.

Neste capítulo, vamos explorar esse sistema de energia, inclusive:

- o corpo físico, os dois corpos sutis e os seus cinco revestimentos (*koshas*) – os corpos sutis e os revestimentos sustentam o corpo físico com energia, assim como a eletricidade energiza a luz dentro de uma lâmpada
- os *chakras* – os sete principais centros de energia do corpo atuam como transformadores para receber, assimilar e distribuir a energia vital, ou força vital, requerida pelos sistemas do corpo para que possam funcionar
- os *nadis* – canais de energia sutil que percorrem o corpo e transportam a força vital do corpo, nutrindo você com vitalidade
- *kundalini* – a energia espiritual, ou consciência, que é simbolizada como uma serpente enrolada que vive numa forma latente na base da coluna vertebral.

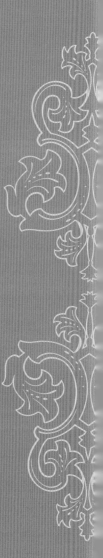

Os Três Corpos e os Cinco Revestimentos

Somos seres espirituais, almas-espíritos temporariamente encarnadas tanto em campos de energia materiais (o nosso corpo físico) quanto em campos de energia não materiais ("corpos sutis" que são invisíveis a olho nu).

Esses corpos sutis interpenetram e circundam o nosso corpo físico em duas camadas, conhecidas como o corpo austral e o corpo causal.

O corpo no qual o nosso verdadeiro eu ou alma (*atman* ou *purusha*) reside pode, portanto, ser comparado a um castelo que tem três níveis de fortificação:

- o corpo físico (*sthula sharira*) – o "muro" interior, que está sujeito aos limites do tempo, do espaço e da gravidade, e que é destruído quando morremos
- o corpo astral (*suksma sharira*) – o "muro" intermediário, que é mais durável
- o corpo causal (*karana sharira*) – o "muro" externo, que é ainda mais permanente, sendo carregado ao longo de um sem número de existências.

Há também o que é conhecido como os cinco "revestimentos" (*koshas*), que estão localizados dentro dos três corpos. Eles são chamados de revestimentos porque revestem o eu luminoso interior, assim como uma lâmpada é revestida por um abajur. Embora experimentemos a ação desses revestimentos como se eles fossem uma realidade que compõe a nossa personalidade, eles – junto com os três corpos – não possuem, na verdade, uma realidade permanente. Eles são meros veículos para a expressão do verdadeiro eu (*atman*), que é separado de todos eles e que temos a intenção de encontrar por meio das práticas de Meditação Yogue deste livro.

Embora precisemos manter cada um dos corpos e revestimentos em perfeito funcionamento para que possamos permanecer saudáveis e vitais, também devemos ter a intenção de parar de associar as ações deles ao nosso senso limitado do eu, e começar, em vez disso, a identificar-nos com o verdadeiro eu divino que está além dele, onde encontraremos uma profunda paz e contentamento interiores.

OS TRÊS CORPOS E OS CINCO REVESTIMENTOS

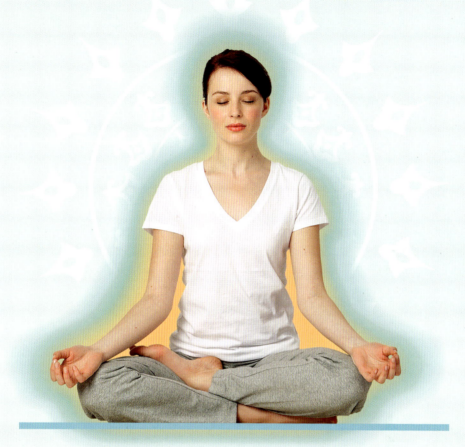

Esta imagem retrata o corpo físico (do qual o brilho dourado da alma, ou atman, se irradia) circundado pelos corpos astral (amarelo) e causal (verde).

"O revestimento físico é preenchido pelo revestimento vital, o revestimento vital pelo revestimento mental, o revestimento mental pelo revestimento inteligente, e o revestimento inteligente pelo revestimento jubiloso."

Taittiriya Upanishad

O Corpo Físico

O mais concreto dos três corpos, o corpo físico está sujeito ao nascimento, crescimento, doença, decadência e morte. A maneira mais eficaz de manter esse corpo saudável e vital é não apenas por meio de uma alimentação equilibrada e exercícios físicos como correr e nadar, mas também por meio das posturas yogues (*asana*) para equilibrar a nossa energia, de técnicas respiratórias (*pranayama*) para desobstruir os canais de energia, e da meditação para que a nossa mente e o nosso corpo possam repousar.

O corpo físico tem apenas um revestimento, conhecido como *annamaya kosha*, "revestimento do alimento", por causa da sua dependência da força vital (*prana*) manifestada nas formas de alimento, água e ar. Ele sustenta a nossa existência física.

O Corpo Astral

O corpo astral – o muro defensor que circunda o corpo físico – é o lar da nossa personalidade, pensamentos e sentimentos; em resumo, de todos os nossos atributos pessoais não físicos. Esse corpo poderia ser descrito como o "condutor" do corpo físico, já que todas as nossas ações físicas ocorrem como resultado da energia do corpo astral (o corpo físico não tem, ele próprio, a energia requerida). A maneira mais eficaz de energizar e fortalecer esse corpo é por meio das práticas yogues do *asana, do pranayama,* da entoação de mantras (ver p. 112), da autoinvestigação e do estudo das escrituras yogues.

O corpo astral contém três revestimentos: *pranamaya kosha, manomaya kosha* e *vijnanamaya kosha* (veja abaixo).

Pranamaya kosha – revestimento do ar vital

Este revestimento fornece a nossa energia vital, ou *prana*, para o corpo físico, além de controlar os órgãos de ação (as mãos, pés, língua, órgãos genitais e o ânus) e determinar como reagimos diante do mundo.

Manomaya kosha – revestimento da mente

Esta é a nossa camada mental e emocional, que possibilita que experimentemos os nossos pensamentos e sentimentos. Mais sutil do que o revestimento do alimento e o do ar vital, o revestimento da mente transmite os nossos pensamentos e sentimentos para o corpo físico, o qual reage de forma correspondente. Ela também comunica as nossas sensações do mundo exterior, como sede ou calor, para o revestimento da inteligência (veja abaixo) para que decisões possam ser tomadas a respeito do que fazer a respeito delas. Desse modo, ela é um comunicador vital. Podemos fortalecer e purificar este revestimento da mente seguindo determinadas práticas de *pranayama* e meditação.

Vijnanamaya kosha – revestimento da inteligência

Esta camada obtém conhecimento por meio do pensamento, da experiência e dos sentidos. Desse modo, ela funciona como o conhecedor e o executante do corpo astral, tomando decisões e fazendo escolhas e juízos de valor. Além de ser o lar do nosso intelecto, é onde o nosso ego reside – o nosso forte senso do "Eu" e do "meu", que é o que nos separa e impede de identificar-nos com a consciência universal e de encontrar o nosso verdadeiro e jubiloso eu interior. Por conseguinte, para empenhar-nos num caminho espiritual, é importante ter o propósito de purificar o ego e aprimorar o intelecto.

O Corpo Causal

Ainda mais sutil do que o corpo astral, o corpo causal é composto pelos nossos pensamentos, desejos, intenções e aspirações mais profundos. Ele é o depósito das nossas impressões passadas, as impressões seminais que motivam o nosso comportamento e criam o nosso karma. Na analogia do castelo com três muros, o corpo causal é o muro que nos conecta ao eu divino. Embora ele forneça luz e energia ao corpo astral, a sua própria vitalidade possui uma morada diferente, chamada *anandamaya kosha* (revestimento de bem-aventurança). Este é um corpo de luz que reflete a bem-aventurança do eu, permitindo que vivenciemos o verdadeiro regozijo.

Os Chakras

Chakra é uma palavra sânscrita que significa "roda" ou "disco giratório". Pelo mesmo critério, os *chakras* no corpo humano são considerados como sendo rodas ou discos giratórios de energia sutil ou força vital (*prana*) situados ao longo da linha do meio do corpo astral, conhecida como coluna astral. Eles são confluências de consciência e energia que armazenam e distribuem energia e informações para o corpo físico, além de armazenar as nossas tendências psicológicas, desejos e hábitos.

A tradição yogue reconhece sete principais *chakras* distribuídos ao longo da linha do meio do corpo. Eles estão situados da seguinte maneira:

- na base da coluna – *muladhara*
- na área genital – *svadhisthana*

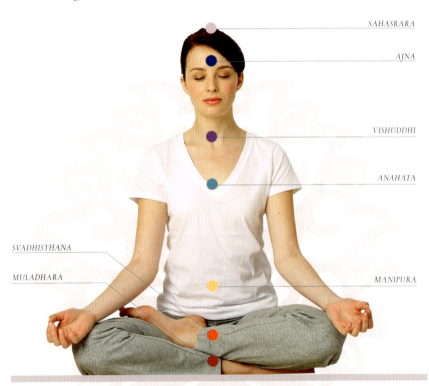

- no umbigo – *manipura*
- no tórax ou nível do coração – *anahata*
- na garganta – *vishuddhi*
- na testa – *ajna*
- sobre o alto da cabeça – *sahasrara*

É essencial que esses *chakras* estejam funcionando bem para que possam armazenar o máximo de energia que pode ser usada à vontade pelo corpo. Assim como, ao longo de um período, a bateria de um carro pode ficar velha e perder a capacidade de "manter a carga" se você não cuidar bem dela, os seus *chakras* também se tornam incapazes de sustentar adequadamente os sistemas vitais do corpo se não estiverem suficientemente desenvolvidos. A prática regular dos exercícios de yoga nas páginas que se seguem, como os *asanas*, o *pranayama* e a entoação dos mantras *bija* (ver pp. 118-19), assegurará o desenvolvimento equilibrado deles, incrementando portanto os níveis de energia e melhorando a saúde como um todo.

Representação visual dos chakras

De acordo com os yogues, agentes de cura e paranormais que são capazes de efetivamente ver os campos de energia humanos, os chakras são remoinhos coloridos que giram rapidamente, com cada um deles assumindo a forma de uma estrutura afunilada, mais ou menos como a flor da trepadeira bons-dias. Eles são frequentemente simbolizados por diagramas na forma de flores de lótus (*padmas*), cada um deles com números específicos de pétalas, cores e mantras de sílabas-semente (*bija*) e outros símbolos e divindades dentro deles. Essas imagens são representações visuais das experiências energéticas dos chakras (ver tabela da p. 41) e podem ajudar os meditadores a alcançar a concentração da mente. As cores dos chakras apresentadas aqui não correspondem à tradição da Nova Era Ocidental, mas estão de acordo com a tradição tântrica yogue elucidada pelo Swami Satyananda Saraswati (1923–2009).

Energia Cósmica

Em última análise, o nosso corpo é apenas energia. Os nossos *chakras* funcionam como dínamos de energia cósmica, possibilitando que o nosso corpo sutil se plugue à fonte de alimentação universal. Eles atuam como transformadores e reguladores para receber, assimilar e distribuir o *prana* no corpo astral, que por sua vez o distribui para os plexos dos nervos espinais, onde, por sua vez, ele é transferido para o sangue e para os órgãos do corpo físico.

O *prana* penetra no corpo na base do cérebro (uma área conhecida como medula oblonga ou bulbo) e flui para os centros superiores do cérebro. Em seguida, ele desce, se infiltrando nos seis principais *chakras* inferiores, começando no *ajna chakra* e progredindo até o *muladhara chakra*; *sahasrara*, o principal gerador das energias que alimentam esses seis *chakras*, está situado no alto da cabeça, acima da medula oblonga, operando num plano de consciência mais elevado.

À medida que essa energia vai espiralando para baixo através de cada *chakra*, ela se torna cada vez mais densa, até formar o que são conhecidos como os cinco grandes elementos (*panchamahabhuta*). Esses são "estados" essenciais da matéria, que não devem ser confundidos com os elementos periódicos da química moderna, e representam os estágios da criação do espírito para a matéria.

- Do estado não manifestado da consciência universal surgiu a vibração sutil do som primordial *Om*. Da vibração sutil de *Om* surgiu o Éter ou elemento do espaço – associado ao *vishuddhi chakra*.
- A luz e os movimentos expansivos do Elemento Éter criaram o Elemento Ar – que está associado ao *anahata chakra*.
- O movimento do ar criou o atrito, que gerou partículas de calor, formando uma luz intensa, de onde o Elemento Fogo foi criado – associado ao *manipura chakra*.
- O calor do fogo liquefez certos elementos etéreos que formaram o Elemento Água – associado ao *svadhisthana chakra*.
- Finalmente, a água se solidificou para formar o Elemento Terra – associado ao *muladhara chakra*.

Desse modo, os cinco elementos básicos da matéria – Éter, Ar, Fogo, Água e Terra – passaram a existir. Esses cinco elementos, que estão presentes em toda a matéria, também existem dentro de cada um de nós. Por exemplo, no nosso corpo, a origem do fogo é o metabolismo – ele ativa a nossa digestão e também ativa os nossos olhos para que vejam a luz. A diferença entre os diferentes elementos no nosso corpo encontra-se nas frequências de comprimento de onda vibratória. Os *chakras* inferiores, que estão conectados à sobrevivência básica e ao estabelecimento de uma base firme, vibram numa frequência mais densa do que os *chakras* superiores, que estão associados à iluminação espiritual.

O propósito subjacente das práticas de Meditação Yogue deste livro é a reversão da descida da alma em direção à matéria – o retorno à unicidade divina na consciência pura, já que é somente quando isso é alcançado que podemos vivenciar a nossa verdadeira quietude e bem-aventurança interiores. Quando a sua mente está calma e em repouso, você se conscientiza da sua verdadeira identidade, do ser espiritual dentro de você que está além das forças do corpo, da mente e dos sentidos. A Meditação Yogue é o esforço de perceber essa presença de energia cósmica e de consciência pura.

"A energia cósmica consciente penetra primeiro através da medula oblonga (no tronco cerebral) e permanece concentrada no cérebro como o lótus de mil pétalas. Em seguida, ela desce pelo corpo através da medula espinal e do sistema nervoso simpático."

Paramhansa Yogananda

Os Sete Chakras

Você encontrará abaixo uma visão geral de cada *chakra*, da natureza da energia dele, e de como essa energia governa um determinado aspecto do nosso ser, bem como uma ideia de como cada *chakra* se encaixa na jornada da Meditação Yogue no sentido de conduzir a nossa consciência a uma esfera mais elevada na busca de descobrir o nosso verdadeiro e jubiloso eu interior.

Muladhara – chakra da raiz

Também chamado de "chakra da base", o *muladhara chakra* – situado entre a origem do órgão reprodutor e o ânus – é a base da nossa personalidade. Quando funcionando plenamente, esse *chakra* nos confere um sentimento de estabilidade e profunda segurança na vida. Também é nele que reside a energia *kundalini* (ver pp. 46-7), sendo portanto a base a partir de onde procede a possibilidade da realização superior: a jornada ascendente da energia *kundalini* para o *sahasrara chakra*, no alto da cabeça, começa aqui, uma vez que ela tenha sido despertada por meio de práticas da Meditação Yogue.

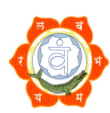

Svadhisthana – chakra do sacro

O *chakra* seguinte na jornada ascendente em direção ao despertar espiritual é o fluido e adaptável *svadhisthana chakra* – situado na região do sacro da coluna vertebral no nível do cóccix – a partir de onde podemos começar a nos expressar de uma maneira criativa e sensual. Quando está funcionando bem, esse *chakra* nos confere a capacidade de aceitar as coisas como elas são e aproveitar tudo o que a vida tem a oferecer.

A palavra sânscrita *sva* significa "o nosso próprio" e *adhisthana* significa "local de domicílio", de modo que *svadhisthana* significa "o nosso local de domicílio". Alguns yogues aventaram que isso se refere a uma época distante na qual a sede de *kundalini* repousava adormecida dentro do *svadhisthana chakra*, mas por alguma razão a *kundalini* passou depois a residir no *muladhara chakra*.

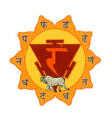

Manipura – chakra do umbigo

Em seguida chegamos ao *manipura chakra* que, segundo dizem, irradia a sua energia flamejante como um sol luminoso. Ele está situado no nível no umbigo na coluna astral. *Manipura* é um centro muito importante porque é o centro da força de vontade, energia, vitalidade e realização. Ele gera e distribui o *prana* por todo o corpo, além de controlar a nossa energia, equilíbrio e força. Desse modo, quando ele está em equilíbrio, nós nos sentimos fortes, autoconfiantes, fortalecidos e vibrantes.

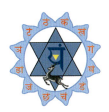

Anahata – chakra do coração

Em seguida, ascendemos para o *anahata chakra*. Também chamado de *chakra do coração* devido à sua localização, ele funciona como uma ponte entre os três *chakras* inferiores – relacionados com o mundo do corpo, da mente e dos sentidos e associados à sobrevivência e à segurança (*muladhara chakra*), à sensualidade e ao sexo (*svadhisthana chakra*) e a um sentimento de identidade e poder pessoal (*manipura chakra*) – e os *chakras* superiores, associados a uma consciência mais elevada e mais evoluída. A expansividade do amor e da compaixão no *anahata* nos puxa para cima em direção às esferas mais elevadas da consciência. Quando este *chakra* está funcionando bem, sentimos um grande amor e compaixão na nossa vida.

Vishuddhi – chakra da garganta

Situado diretamente atrás da base da garganta está o *vishuddhi chakra*. O termo *vishuddhi* deriva das palavras sânscritas *visha*, que significa "impureza", e *shuddhi*, que significa "purificar". Ele é o nosso centro de comunicação, criatividade, autoexpressão, desapego, e de aprender a aceitar e receber. Quando este *chakra* está equilibrado e aberto, os nossos poderes de comunicação e criatividade ficam plenamente despertos. Quando a energia de *kundalini* chega ao *vishuddhi*, sentimos contentamento, clareza mental, um senso de entendimento e desapego.

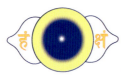

Ajna – chakra do terceiro olho

A palavra sânscrita *ajna* significa literalmente "comandar", "obedecer" ou "saber". Desse modo, este *chakra* – que está situado na testa, entre as sobrancelhas – é o centro de comando que guia os outros *chakras*. Formando o limite entre a consciência humana e a divina, ele representa um nível mais elevado de conscientização e é considerado o centro da percepção extrassensorial, da intuição, da clareza e da sabedoria.

O *Ajna chakra* tem dois polos: um positivo e um negativo. O polo positivo é o "olho espiritual", que está localizado na metade do caminho entre as sobrancelhas, enquanto o polo negativo está situado na medula oblonga, que está localizada no tronco cerebral na base do crânio e é a sede do ego.

O *ajna chakra* é o ponto de encontro dos três principais canais energéticos (os *nadis ida, pingala* e *sushumna*; ver pp. 42-5). Quando a energia *kundalini* chega a esse *chakra*, a nossa atenção se torna concentrada e o nosso eu egoico é transcendido. É aqui que vivenciamos a realização do nosso verdadeiro eu divino.

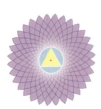

Sahasrara – chakra da coroa

Também chamado de *niralambapuri*, que significa "local de domicílio sem apoio", e *Brahmarandhra*, "a porta de Deus", o *sahasrara chakra* é a culminação da nossa ascensão da coluna astral – depois de alcançar a autorrealização em *ajna*, atingimos a liberação em *sahasrara*. Para chegar a esse ponto, primeiro precisamos abrir, equilibrar e energizar os seis chakras que estão embaixo dele por meio da meditação profunda.

OS CHAKRAS

As Qualidades dos Chakras e os Elementos

	LOCALIZAÇÃO	QUALIDADES POSITIVAS	QUALIDADES NEGATIVAS	ELEMENTO
SAHASRARA	alto da cabeça	além de toda dualidade, bem-aventurança		além de todos os elementos
AJNA	centro do cérebro	serviço altruísta, poderosa força de vontade, rendição ao divino	orgulho, excesso de intelecto, forte senso do "Eu, mim, meu"	*mahat*, ou seja, mente, ego e intelecto
VISHUDDHI	garganta	expansividade, sentimento de calma, silêncio	inquietude, tédio	éter
ANAHATA	coração	devoção, amor incondicional, compaixão	apego, raiva, ira, ódio	ar
MANIPURA	umbigo	entusiasmo, confiança, liderança eficaz	abuso do poder, brutalidade	fogo
SVADHISTHANA	sacro	abertura, disposição, intuição, criatividade	indecisão, imprecisão	água
MULADHARA	períneo	coragem, lealdade, firmeza, perseverança	obstinação, preconceito, intolerância	terra

Os Nadis

Dentro de cada um de nós repousa uma vasta matriz de refinados canais energéticos chamados *nadis* (*nadi* significa literalmente "fluxo" ou "corrente"), que distribuem o nosso *prana*, ou força vital, por todo o corpo. Podemos pensar neles como uma rede de rios, córregos e afluentes interligados que carregam a energia para onde quer que ela seja necessária. Na realidade, os três principais *nadis* (veja abaixo) são frequentemente simbolizados por três dos grandes rios da Índia: o *ida* pelo Ganges, o *pingala* pelo Yamuna e o *sushumna* pelo mítico Saraswati.

A fonte dos *nadis* é um centro de nervos oval chamado *kanda*, que está situado logo acima do nosso mais baixo centro de energia, o *muladhara chakra*, (ver p. 38). Dizem que cerca de 72 mil *nadis* se irradiam daqui para formar todo o sistema de circuitos do corpo astral.

Entre os milhares de nadis, três se destacam como os mais importantes. Estes, como mencionado anteriormente, são:

- o *sushumna* – o canal central, cuja posição corresponde tanto à coluna física quanto à coluna astral
- o *ida* – que começa no lado esquerdo do *sushumna*
- o *pingala* – que começa no lado direito do *sushumna*.

O *sushumna* é repetidamente cruzado em espiral pelo *ida* e pelo *pingala*, e os três canais convergem em determinados locais ao longo da coluna, nos vórtices torvelinhantes que são os *chakras* (ver p. 45).

Convém saber um pouco mais a respeito dos três principais *nadis* para que você tenha uma ideia do que está lhe acontecendo energeticamente, não apenas quando lida com a vida diária, mas também enquanto executa as práticas de Meditação Yogue das páginas que se seguem.

OS NADIS

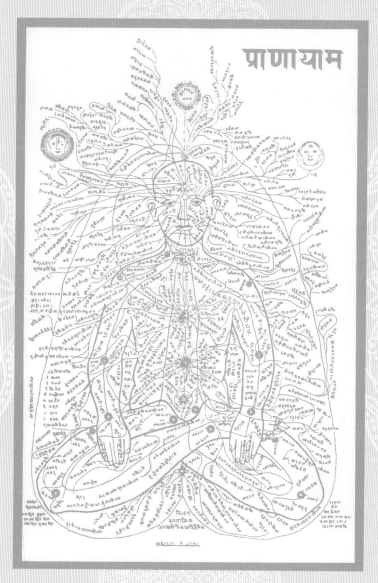

Há uma matriz de milhares de canais energéticos, conhecidos como nadis, que compõem o sistema sutil de circuitos do corpo astral.

O Sushumna

O *sushumna nadi* (que significa "canal extremamente benevolente") sobe pelo centro da coluna astral, que corresponde à medula espinal no corpo físico. Isso significa que ele passa sucessivamente através de todos os *chakras*, desde o chakra da base (*muladhara*) até o da coroa (*sahasrara*). Enquanto os *nadis ida* e *pingala* controlam a nossa consciência normal e estão constantemente ativos, até mesmo durante o sono, o *sushumna nadi* só está plenamente ativo nas pessoas que se dedicam regularmente a práticas espirituais como a Meditação Yogue. Isso acontece porque é somente por meio dessas práticas que pode ser alcançado o equilíbrio entre as energias *ida* e *pingala*, o que, por sua vez, desperta o poder espiritual conhecido como *kundalini* (ver pp. 46-7), na base da coluna, e a envia na sua ascensão ao longo do *sushumna*. Também conhecido como o *Brahma nadi* ("caminho para Deus"), o *sushumna* fornece portanto o caminho para o nosso despertar espiritual no *sahasrara chakra*: o lugar no qual podemos realizar o nosso verdadeiro espírito interno jubiloso e encontrar o sentimento de calma interior que todos buscamos.

O Ida e o Pingala

Os *nadis ida* e *pingala* funcionam de um modo alternado no corpo, e não simultâneo. Isso pode ser visto nas narinas quando respiramos. Geralmente, a respiração flui livremente através de uma narina enquanto a outra está bloqueada. Essa alternação natural ocorre aproximadamente a cada duas horas.

Quando a narina esquerda está aberta, o *ida nadi* está fluindo, o hemisfério direito do cérebro está ativo, a mente está introvertida e criativa, e o sistema nervoso parassimpático está ativo – responsável por repousar o corpo quando necessário.

Quando a narina direita está aberta, o *pingala nadi* está fluindo, o hemisfério esquerdo do cérebro está ativo, a mente está extrovertida e lógica, e o sistema nervoso simpático está mais ativo – responsável por estimular a ação urgente quando requerida.

Ida

O canal *ida* transporta energia mental (*chitta shakti*) por todo o corpo, controlando portanto todos os nossos processos psicológicos. A palavra sânscrita *ida* na verdade significa "conforto", estando de acordo com a ideia desse canal estar conectado ao sistema nervoso parassimpático, que "conforta" e repousa o corpo quando ele precisa. O *ida*, portanto, está associado à energia feminina, lunar, que possui qualidades refrescantes.

Pingala

Inversamente, o canal *pingala*, do lado direito, transporta a nossa força vital (*prana*) por todo o corpo e, por conseguinte, controla todos os nossos processos *fisiológicos*. A palavra sânscrita *pingala* significa "vermelho-fulvo", o que simboliza a associação desse canal com a energia estimulante do sol e o vincula à função do sistema nervoso simpático, que está presente para estimular a ação quando requerida. O *pingala*, portanto, está associado à energia masculina, solar, possuindo qualidades de aquecimento.

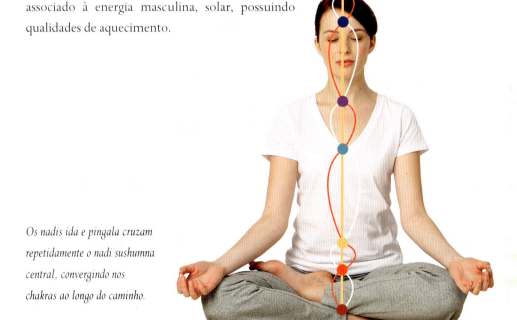

Os nadis ida e pingala cruzam repetidamente o nadi sushumna central, convergindo nos chakras ao longo do caminho.

KUNDALINI

Kundalini é a energia espiritual potencial, ou consciência, que repousa adormecida na base da coluna no corpo causal (ver p. 33) de todos os seres. Na realidade, *kundalini* não tem forma, mas como a nossa mente requer uma imagem particular na qual se concentrar, na teoria yogue, *kundalini* assumiu simbolicamente a forma de uma serpente enrolada que repousa na base da coluna (*kundalini* deriva do termo sânscrito *kundal*, que significa "enrolado").

Outra associação com o termo *kundalini* é a palavra sânscrita *kunda*, que significa "cavidade" e se refere ao espaço côncavo no qual se abriga o cérebro, que lembra uma serpente adormecida enrolada.

Kundalini assume duas formas:
- energia prânica (*prana shakti*), que é a causa de todas as nossas ações
- energia espiritual ou consciência (*caitanya shakti*), que dá origem ao nosso conhecimento e sabedoria.

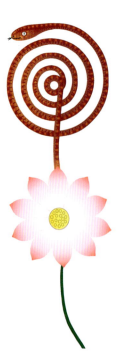

Quando a prática dedicada da Meditação Yogue promove o equilíbrio entre o movimento ascendente da energia no *ida* (acompanhado pela inalação) e o movimento descendente da energia no *pingala* (acompanhado pela exalação), *kundalini* é despertada do seu estado latente no *muladhara chakra*. Essas duas correntes de energia se deslocam então para cima no canal central do *sushumna*, onde são ativadas no cérebro, criando um sentimento de calma interior e alegria divina como parte do nosso despertar espiritual.

Quando a *kundalini* faz essa ascensão espiritual do *muladhara chakra* (*chakra* da raiz) em direção ao *sahasrara chakra* (a sede da consciência, no alto de cabeça), ela ativa sucessivamente todos os *chakras*, fazendo com que cada camada da mente se abra até que o yogue experimente um sentimento de despertar, liberdade, calma interior, bem-aventurança e, finalmente, um sentimento de união com o mundo.

Quando, por outro lado, a *kundalini* permanece latente na base da coluna, e o fluxo de energia na coluna é descendente, na direção dos três *chakras* inferiores da consciência mundana – o que é provável que aconteça nas pessoas que não estão seguindo regularmente nenhum tipo de prática espiritual – a pessoa fica propensa a sentir uma ausência de calma, alegria e contentamento interiores devido à dualidade que ela sente entre ela e o mundo à sua volta.

Alternativamente, no caso das pessoas que acabaram de começar a praticar a Meditação Yogue, ou que não a praticam regularmente, pode ocorrer apenas um leve, ou temporário, despertar espiritual – por exemplo, nos três *chakras* inferiores. Isso as faria sentir que a vida deve encerrar mais coisas além de apenas comer e beber, e da gratificação sensual (que opera nos três *chakras* inferiores). Essas pessoas estão mais propensas a estar mais conscientes de que não são apenas o corpo, a mente e os sentidos, e sim um ser espiritual que está meramente se expressando por intermédio desses instrumentos.

No entanto, a prática regular dos exercícios de *pranayama* no Capítulo 6 purificará e equilibrará os *nadis*, aumentando as chances de você vivenciar o pleno potencial e a bem-aventurança da *kundalini* desperta.

"Kundalini, na sua forma latente, está enrolada como uma serpente. Aquele que fizer esse shakti se mover (do muladhara para cima) alcançará a liberação."

Hatha Yoga Pradipika 3:108

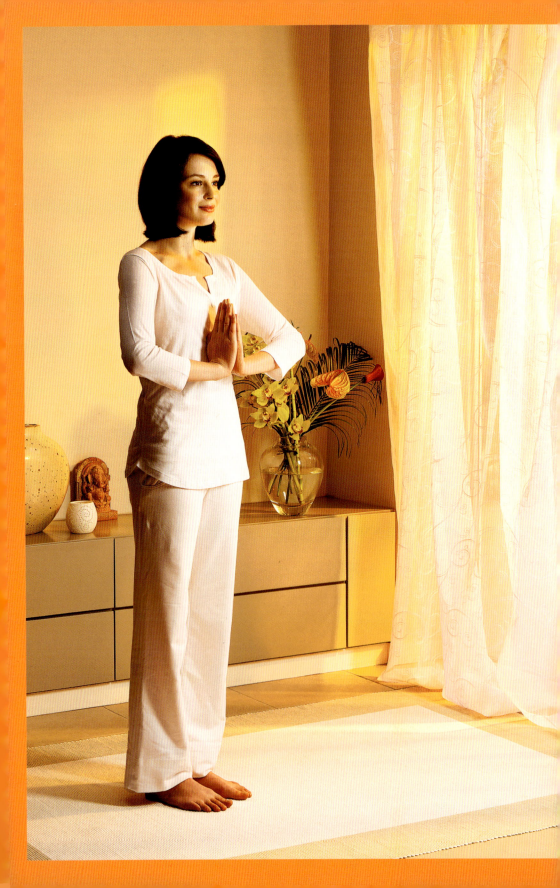

CAPÍTULO 3

PREPARAÇÃO PARA A PRÁTICA

AS FERRAMENTAS FUNDAMENTAIS QUE VOCÊ VAI PRECISAR

O objetivo deste capítulo é fornecer as informações que você vai precisar a fim de trabalhar de uma maneira confortável e eficaz nos exercícios e práticas de meditação contidos no restante do livro.

Em primeiro lugar, você vai descobrir o valor de definir um período e espaço regulares para a sua Meditação Yogue, bem como a importância de manter a atitude mental correta para trabalhar em direção às suas metas.

Segundo, você vai descobrir o valor de ser capaz de se sentar quieto numa postura confortável e firme, para poder permanecer relaxado e alerta durante um espaço de tempo considerável sem se distrair. Para alcançar esse efeito, você receberá instruções sobre uma variedade de diferentes posturas sentadas, entre as quais você poderá escolher uma quando for fazer a sua meditação.

E, finalmente, você vai receber uma explicação sobre vários gestos yogues com a mão chamados *mudras*, e "lacres" ou bloqueios" yogues internos do corpo chamados *bandhas*. Eles podem ajudar a aumentar o poder da sua energia, conservando-a e dirigindo-a para cima através dos centros de energia (*chakras*), o que aprofundará a sua prática de Meditação Yogue.

Preliminares para a Prática

Para colher os maiores benefícios das técnicas da Meditação Yogue deste livro, você deve primeiro definir a intenção de querer entrar em contato com o seu eu jubiloso e mais profundo. Em seguida, assuma um compromisso genuíno consigo mesmo de trabalhar regularmente em direção a essa meta. Você encontrará abaixo vários outros fatores fundamentais que você deverá levar em conta.

Hora mais propícia
Tradicionalmente, os yogues meditam por volta do nascer do sol e do pôr do sol, pois a mente fica naturalmente mais calma e serena nessas ocasiões. Isso é o ideal. No entanto, se esses períodos forem difíceis para você, simplesmente escolha aqueles que são adequados para *você* e empenhe-se a reservar diariamente esses períodos para a sua prática.

Regularidade
O segredo do sucesso na meditação é desenvolver e manter uma prática *regular* – diariamente, se possível (com a maior frequência possível se não for), e sempre na mesma hora, durante mais ou menos o mesmo espaço de tempo. Dessa maneira, o seu corpo e a sua mente se acostumarão à regularidade, e será muito mais fácil adotar o estado mental correto para a meditação a cada dia.

Atitude correta
A jornada em direção a um eu mais calmo e mais satisfeito é um processo longo e gradual, de modo que você precisará ser paciente e perseverante. Não existe nenhum sucesso instantâneo na vida espiritual. Por conseguinte, é importante manter a sua prática de Meditação Yogue numa posição de destaque na sua lista de prioridades diárias e praticar sempre com entusiasmo. É somente fazendo isso que você sentirá que está tendo progresso e começará a compreender que os benefícios da meditação – a calma, o contentamento e níveis mais elevados de energia – são na realidade o seu estado natural de ser; você apenas perdeu temporariamente contato com ele. Você também deve ter em mente os *yamas* e *niyamas* delineados nas páginas 18-21.

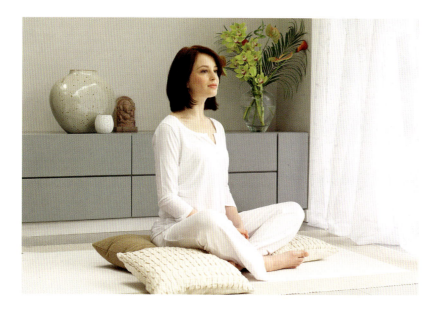

A preparação do seu espaço

Faça a sua prática de Meditação Yogue num lugar limpo, arrumado e tranquilo, onde seja pouco provável que você seja perturbado. Para o seu conforto, é melhor usar roupas soltas que não limitem os seus movimentos, retirando cintos, joias, óculos e sapatos. Se você quiser criar uma atmosfera adequada à meditação, sinta-se à vontade para acender uma varinha de incenso ou uma vela num lugar seguro. Quanto a acessórios, você só vai precisar de duas coisas: um tapete de yoga para praticar os seus *asanas* e uma almofada firme onde se sentar enquanto medita. Ao se sentar no mesmo lugar todas as vezes, você desenvolverá no local uma aura de pureza e paz.

A preparação do corpo

O estômago deverá estar pelo menos meio vazio quando você praticar a Meditação Yogue, de modo que você deve deixar um intervalo de no mínimo duas horas depois de uma refeição antes de iniciar a prática. Não pratique se estiver se sentindo indisposto ou cansado, ou ainda se estiver se sentindo muito perturbado, pois a mente não será capaz de se concentrar.

PREPARAÇÃO PARA A PRÁTICA

A Arte de se Sentar para Meditar

Para uma prática de Meditação Yogue eficaz, você precisa estar sentado numa postura confortável e firme – uma posição na qual as curvas naturais da coluna possam ser mantidas. A cabeça, o pescoço e a coluna devem estar na posição vertical e alinhados para possibilitar que a energia flua livremente para cima em direção aos *chakras* superiores. Você deve estar sentado de maneira a ser capaz de permanecer quieto nessa posição durante um espaço de tempo significativo. Quando essa posição puder ser mantida sem esforço, o corpo poderá se tornar relaxado, a respiração firme e tranquila, e a mente concentrada será capaz de entrar num profundo estado de quietude.

As páginas que se seguem contêm várias posições sentadas entre as quais você poderá escolher, dependendo não apenas da sua flexibilidade como um todo e dos níveis de conforto, mas também do que parecer apropriado no dia em questão. A única maneira de descobrir qual a melhor posição para você é experimentar todas elas, mas seja sempre delicado consigo mesmo – nunca force uma posição e altere lentamente a posição se sentir dor em qualquer ocasião.

Sentado numa cadeira

Se você não conseguir se sentar confortavelmente no chão, a melhor opção é se sentar numa cadeira sem braço com espaldar reto. Sente-se ligeiramente para a frente no assento para evitar se apoiar nas costas da cadeira. Mantenha a coluna ereta e coloque os pés no chão afastados por uma distância equivalente à largura dos quadris. Se eles não chegarem ao chão, apoie-os sobre cobertores dobrados. As suas pernas devem estar perpendiculares ao chão e os quadris levemente mais elevados do que os joelhos.

52

Postura Fácil – *Sukhasana*

Como indica o nome em português, esta é a "mais fácil" ou delicada das posturas de meditação sentada, envolvendo simplesmente se sentar no chão de pernas cruzadas. No entanto, ela não é adequada para todo mundo, de modo que você deve experimentá-la para ver como se sente.

1. Sente-se no chão, na beirada de uma almofada firme ou de um cobertor dobrado, flexione as pernas e cruze uma sobre a outra diante de você, de modo que os joelhos fiquem relaxados para os lados. Se você for mais experiente, talvez não precise de uma almofada.

2. Certifique-se de que a almofada ou cobertor tem a altura apropriada para tornar a postura confortável para você. Idealmente, os joelhos devem estar ligeiramente mais baixos do que os quadris, ou pelo menos no mesmo nível. Isso permite que as coxas relaxem para baixo, reduzindo a tensão nos quadris e deixando a coluna livre para se alongar para cima.

3. Sente-se ereto com o peso do corpo sobre a borda da frente dos ossos das nádegas. Alinhe a parte superior do corpo diretamente sobre a base da coluna. Alongue a coluna, abra o tórax e leve os ombros para trás.

4. Descanse as mãos, com as palmas para cima, em *Chin Mudra* (ver p. 58) sobre os joelhos ou as coxas, como preferir.

Postura do Trovão – *Vajrasana*

Esta postura de meditação na posição ajoelhada é uma leve variação do tema-padrão na posição sentada, e ela é regularmente usada pelos muçulmanos e zen-budistas durante a prece e a meditação. Ajoelhar-se em *Vajrasana* acalma e harmoniza o corpo e a mente, ativa o *prana* no *sushumna nadi* e redireciona a energia sexual para o cérebro para fins espirituais.

1 Ajoelhe-se sobre um tapete de yoga ou almofada, com os joelhos juntos, e apoie as nádegas nos calcanhares.

2 Junte os dedões dos pés e afaste os calcanhares, para que as suas nádegas fiquem apoiadas na superfície interna dos pés com os calcanhares tocando as laterais dos quadris.

3 Mantenha o corpo na posição ereta, com a cabeça, o pescoço e a coluna naturalmente alinhados e relaxados.

4 Descanse as mãos, com as palmas voltadas para cima, em *Chin Mudra* (ver p. 58) nos joelhos ou nas coxas.

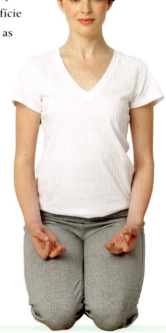

ADVERTÊNCIA: Tenha um cuidado especial com esta postura se você tiver problemas nos joelhos, e, caso sinta alguma dor nas coxas, separe ligeiramente os joelhos.

Postura do Adepto – *Siddhasana*

O termo sânscrito *siddha* significa "perfeito" ou "consumado". Desse modo, não é de causar grande surpresa que *Siddhasana* seja considerada uma postura de meditação ideal entre os yogues experientes. Isso se deve ao fato de ela aquietar a mente, causar um efeito equilibrador sobre os *nadis* e ativar a energia espiritual dos *chakras* devido à pressão exercida pela posição dos pés.

1 Sente-se na borda de uma almofada firme ou de cobertor dobrado no chão. Se você for mais experiente, poderá não precisar de uma almofada ou do cobertor. Flexione a perna esquerda e coloque a sola do pé estendida contra a parte interna da coxa direita com o calcanhar fazendo pressão contra a virilha, de maneira que você fique basicamente sentado sobre o calcanhar esquerdo.

2 Em seguida, flexione a perna direita e coloque o pé direito diretamente na frente do esquerdo de modo que os ossos dos tornozelos se toquem. O calcanhar esquerdo poderá pressionar o púbis, diretamente acima dos órgãos genitais.

3 Como alternativa, empurre a borda externa do pé esquerdo e dos dedos do pé entre a panturrilha direita e os músculos da coxa. Pegue os dedos do pé direito e puxe-os para cima entre a panturrilha e a coxa esquerdas.

4 Descanse as mãos, com as palmas voltadas para cima, sobre os joelhos em *Chin Mudra* (ver p. 58).

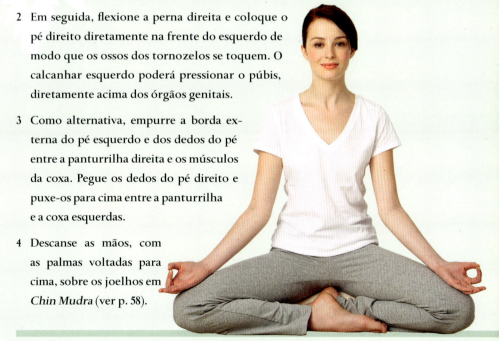

Postura do Lótus – *Padmasana*

Padmasana, que significa "sede do lótus", é a posição sentada clássica para a Meditação Yogue, na qual os pés são colocados sobre as coxas opostas. Como as pernas ficam numa posição limitada, o fluxo de sangue para elas é reduzido, resultando no aumento do fluxo de sangue para o cérebro, o que purifica o sistema nervoso. Esta postura tem uma influência equilibradora em todos os *chakras* e confere um sentimento incomparável de calma à mente.

1 Sente-se no chão com as pernas estendidas diante de você. Em seguida, lenta e cuidadosamente, flexione a perna direita, segurando o pé direito com as duas mãos.

2 Gire o pé de maneira que a sola fique de frente para você e coloque o peito do pé bem alto sobre a coxa esquerda enquanto baixa o joelho direito até o chão. O calcanhar direito deve ficar perto do púbis.

3 Em seguida, flexione a perna esquerda e, segurando o pé esquerdo com as mãos, coloque o peito do pé bem alto sobre a coxa direita. Busque aqui um ponto de conforto.

4 Descanse as mãos, com as palmas voltadas para cima, sobre os joelhos em *Chin Mudra* (ver p. 58).

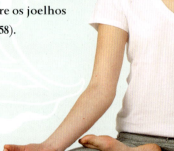

Postura do Lótus Adaptada com Apoio

Como a Postura do Lótus é de difícil execução, esta versão adaptada é uma boa alternativa para qualquer pessoa que considere desconfortáveis as posições sentadas no chão por qualquer motivo (por exemplo, joelhos rígidos ou dor nas costas) mas que não deseja se sentar numa cadeira. Você precisará de cinco ou seis cobertores macios para experimentá-la.

1 Sente-se sobre quatro ou cinco cobertores dobrados, com as costas eretas encostadas numa parede, se os seus músculos das costas não conseguirem sustentar a si mesmos.
2 Flexione as pernas, cruzando uma sobre a outra de maneira que as canelas fiquem em contato uma com a outra, e cada pé descanse no chão debaixo do joelho oposto.
3 Ajuste a altura dos joelhos até que as patelas apontem diretamente para fora.
4 Coloque um cobertor longo enrolado ao redor da parte da frente das canelas e sobre a parte de cima dos pés, e acomode-o firmemente para que ele apoie as suas pernas.
5 Incline a pelve para a frente e sente-se ereto. Estenda a parte de cima dos ombros para trás e apoie a cabeça delicadamente na parede.
6 Com a cabeça, o pescoço e a coluna alinhados, mantenha o tórax levantado e relaxe o abdômen e os músculos do diafragma enquanto respira de maneira lenta e rítmica.
7 Repouse as mãos nas coxas, com as palmas voltadas para cima, em *Chin Mudra* (ver p. 58).

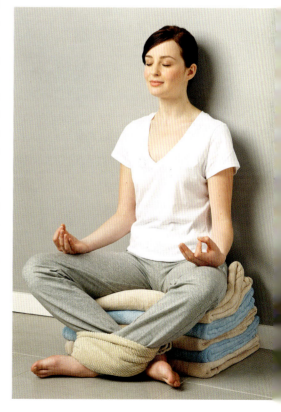

Mudras

Uma ferramenta proveitosa com a qual você deve se familiarizar são os gestos yogues chamados *mudras*; *mudra* é uma palavra sânscrita que significa "gesto" ou "atitude". Os *mudras* podem ser aplicados às mãos, à cabeça ou ao corpo, com a intenção de despertar o *prana* para ocasionar uma conscientização e concentração mais profundas. Aqui, vamos examinar *mudras* das mãos. No entanto, você se deparará com uma gama de outros *mudras* nos exercícios das páginas que se seguem, que são técnicas específicas relevantes para práticas específicas; cada um deles é explicado na sua própria seção.

As suas mãos são, essencialmente, um mapa de energia da consciência. Cada dedo contém numerosos terminais nervosos e representa uma certa qualidade. Quando os dedos e partes das palmas das mãos se conectam num *mudra* da mão particular, é como ligar um interruptor que ative o *prana* junto com *nadis* específicos nas mãos, no corpo, através dos *chakras* e para o cérebro. Esse circuito de energia entre o cérebro e o *mudra* da mão significa que a energia prânica é incapaz de escapar do corpo e está, portanto, intensificada, fortalecendo a conexão mente-corpo. Os quatro *mudras* que se seguem são as principais posições da mão para a Meditação Yogue, e podem ser usados de modo intercambiável, dependendo do efeito que você gostaria de alcançar.

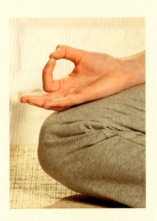

Chin Mudra – Gesto de Consciência

Descanse as mãos, com as palmas para cima, sobre os joelhos ou coxas, e junte levemente a ponta dos polegares e indicadores. Estenda os outros dedos. A palavra *chin* vem da palavra sânscrita *chit* ou *chitta* que significa "consciência". O circuito fechado do dedo indicador e do polegar simboliza a união da alma individual com a consciência suprema, fazendo com que você se sinta calmo e conectado.

MUDRAS

Jnana Mudra – Gesto de Sabedoria
Descanse as mãos, com as palmas voltadas para baixo, sobre os joelhos ou coxas, e junte levemente a ponta dos polegares e indicadores. Relaxe os outros dedos. O *Jnana Mudra* confere estabilidade, equilibra os cinco elementos vitais do corpo, inspira a criatividade, desenvolve o intelecto, aguça a memória e aumenta a concentração.

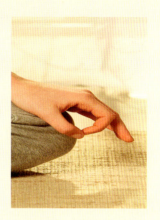

Bhairava Mudra – Gesto de Bem-Aventurança
Descanse as mãos no colo, com as palmas voltadas para cima. Coloque a mão esquerda sobre a direita, de maneira a apoiar as costas da mão esquerda na palma direita. Junte a ponta dos polegares. As duas mãos representam o *ida* (*nadi* esquerdo) e o *pingala* (*nadi* direito), de modo que a união deles simboliza juntar as duas energias no *sushumna* (*nadi* central), o que causa um efeito profundamente calmante.

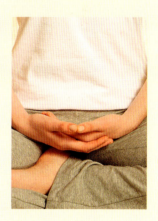

Mudra das mãos entrelaçadas – Gesto de União
Descanse as mãos no colo, com as palmas voltadas para cima. Entrelace os dedos de maneira que os dedos de cada mão fiquem encostados no dorso da mão oposta. Descanse um polegar sobre o outro. Este é um símbolo da mente e do corpo numa união harmoniosa; a mente é simbolizada pelo polegar esquerdo e o corpo pelo direito. Use este *mudra* para aprofundar a calma meditativa.

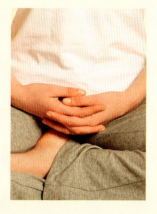

BANDHAS

Outra proveitosa ferramenta yogue para a Meditação Yogue é o entendimento dos "lacres" ou "bloqueios" energéticos internos também conhecidos como *bandhas*. A palavra sânscrita *bandha* significa "bloquear" ou "reter".

Quando um *bandha* é praticado aplicando-se uma contração física a uma parte específica do corpo, o fluxo de energia é temporariamente bloqueado, e controlado. Quando o *bandha* é liberado, a energia flui mais intensamente nessa área, com maior pressão. Esse redirecionamento do fluxo do *prana* exerce um efeito calmante na mente, fortalece a concentração interior e também orienta a nossa atenção para a consciência superior. Desse modo, o uso dos *bandhas* pode ser comparado ao represamento temporário de um rio para que ele possa ser redirecionado de uma maneira mais proveitosa.

Os três principais *bandhas* a serem usados em conjunto com certos *asana* e *pranayama* do yoga são os seguintes:

Mula Bandha – Bloqueio da Raiz
As palavras sânscritas *mula* e *bandha* significam "raiz" e "bloqueio", de modo que *Mula Bandha* se refere ao "bloqueio" energético perto do *muladhara chakra*, na base da coluna. Também chamado de "bloqueio do períneo", este *bandha* envolve contrair delicadamente os músculos do assoalho pélvico, o que eleva e tonifica os órgãos da pelve. Pense na ação de compressão que você executaria para parar de urinar no meio do processo e você terá uma boa ideia da sensação que está tentando alcançar. Não existe nenhuma indicação externa de que você esteja aplicando este *bandha*, de modo que nenhuma fotografia pode ilustrá-lo.

BANDHAS

Uddiyana Bandha – Bloqueio Abdominal

O termo sânscrito *uddiyana* significa "voar para cima" – uma noção apropriada para este bloqueio que, quando aplicado por meio da contração dos músculos abdominais superiores, faz com que o diafragma "voe para cima", ou suba, em direção ao tórax. Isso ajuda a dirigir o prana para o sushumna *nadi* (o trajeto central de energia na coluna) de modo que ele flui para cima para o *sahasrara chakra*, ajudando-o portanto na sua jornada em direção à autorrealização. Para aplicar este bloqueio, pense em encolher delicadamente, o mais possível, o estômago para dentro e para cima.

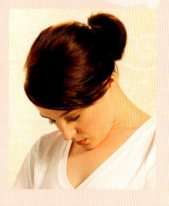

ADVERTÊNCIA: Pratique somente de estômago vazio. As mulheres grávidas e as pessoas que sofrem de pressão alta, problemas no coração ou úlceras estomacais devem evitar este *bandha*.

Jalandhara Bandha – Bloqueio da Garganta

Este bloqueio é alcançado baixando o queixo e pressionando-o no esterno, enquanto o tórax é levantado pela inalação em direção ao queixo. Os termos sânscritos *jalan* e *dhara* significam "rede" e "fluxo", de modo que este bloqueio lacra a rede de *nadis* no pescoço, impedindo o "fluxo" de *prana* entre os *chakras*, direcionando-o, em vez disso, para o *sushumna nadi*. Isso promove uma maior sensação de calma.

ADVERTÊNCIA: As pessoas com pressão alta, problemas cardíacos, estresse mental e enxaqueca só devem praticar este exercício sob a orientação de um professor de yoga experiente.

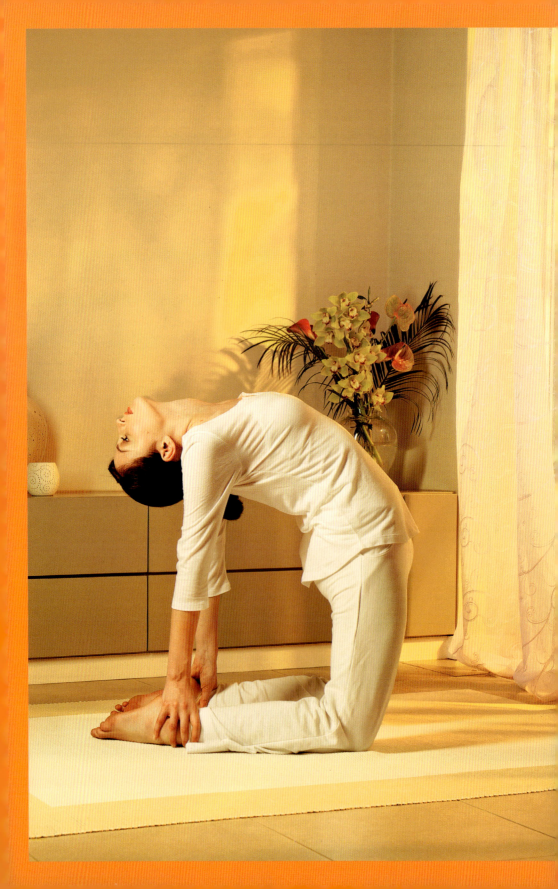

CAPÍTULO 4

PRÁTICA DE ASANA

POSTURAS PARA REVITALIZAR A ENERGIA DO CORPO

Fazer regularmente as posturas yogues (*asanas*) deste capítulo não ajudará apenas a melhorar a sua saúde física. As sequências também foram concebidas para despertar a energia sutil no corpo – para que ela possa ser conscientemente dirigida da coluna para os centros superiores do cérebro nas práticas de meditação que se seguem, incentivando-o a encontrar o seu sentimento de paz e quietude interiores.

Finalmente, você será conduzido em exercícios de aquecimento, que aquecem o corpo. Em seguida, você será guiado na Sequência de Saudação ao Sol (*Surya Namaskara*), que revigora e equilibra todos os sistemas do corpo. Depois, você pode escolher entre duas sequências: a Sequência Matinal Energizante e a Sequência Noturna Relaxante. Finalmente, temos a Sequência Calmante, que pode ser adicionada no final da prática matinal ou da noturna. Idealmente, todo esse conjunto de sequências estaria concluído antes de você executar qualquer uma das outras práticas do livro. No entanto, se você não tiver tempo para isso, simplesmente escolha a sequência mais adequada para a ocasião, seja a Saudação ao Sol para revigorá-lo, a Sequência Matinal para prepará-lo para o dia que você tem à frente, a Sequência Noturna para diminuir o ritmo ou a Sequência Calmante para realmente se desligar e relaxar.

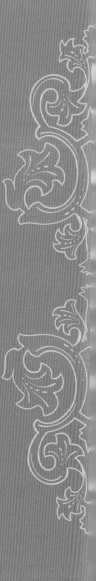

PRÁTICA DE ASANA

Aquecimento

Antes de iniciar a sua sessão de yoga propriamente dita, faça pelo menos alguns dos exercícios de aquecimento que se seguem para aquecer a coluna, soltar os músculos e preparar a mente. Execute lentamente cada movimento, com concentração, coordenando a respiração (inspirando e soltando o ar pelo nariz) com os seus movimentos. Cada exercício contém instruções sobre quando você deve inalar e soltar o ar.

Benefícios do aquecimento

É bom adquirir o hábito de conceder tempo a si mesmo para se aquecer antes de começar a sua sessão de Meditação Yogue propriamente dita, já que fazer os exercícios das páginas que se seguem proporcionará os seguintes benefícios:

- O Alongamento do Corpo na Posição em Pé alonga a coluna e relaxa o corpo inteiro.

- O Cruzamento dos Braços Acima da Cabeça relaxa os ombros, alonga os músculos do tórax e estimula a respiração profunda.

- A Flexão Lateral da Parte Superior do Corpo alonga e fortalece os músculos ao longo das laterais do abdômen e das costas.

- A Rotação da Parte Superior do Corpo promove a flexibilidade da coluna e relaxa os músculos tanto da parte superior das costas quanto da região lombar.

- A Postura da Cadeira fortalece os músculos das pernas e alonga os braços.

- O Balanço da Parte Superior do Corpo revigora o corpo inteiro, aprofundando a respiração e promovendo flexibilidade nas costas e nos quadris.

AQUECIMENTO

Preparação do corpo

1 **Alongamento do Corpo na Posição em Pé**

Fique em pé com as pernas juntas e os braços ao longo do corpo. Enquanto inspira, fique na ponta dos pés e alongue os braços acima da cabeça, de maneira a alongar o corpo inteiro. Ao soltar o ar, baixe lentamente os calcanhares e volte à posição inicial. Repita cinco vezes o exercício.

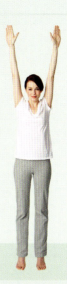

2 **Cruzamento dos Braços Acima da Cabeça**

a) Fique em pé com as pernas separadas por uma distância levemente maior do que a largura dos quadris, os braços relaxados ao longo do corpo e as costas retas. Ao inalar, levante os braços para fora na altura do ombro em cada lado do corpo, com as palmas das mãos voltadas para baixo.

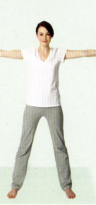

b) Ao soltar o ar, cruze os braços acima da cabeça, com as palmas das mãos voltadas para a frente. Ao inspirar, baixe os braços nas laterais do corpo e volte à posição inicial. Repita os Passos a e b dez vezes no total.

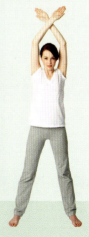

PRÁTICA DE ASANA

3   Flexão Lateral da Parte Superior do Corpo

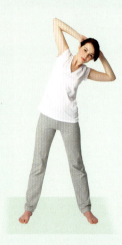

Em pé com as pernas separadas por uma distância levemente maior do que a largura dos quadris, entrelace os dedos atrás da cabeça e empurre os cotovelos levemente para trás. Ao soltar o ar, flexione a parte superior do corpo para a esquerda, certificando-se de que não está se inclinando nem para trás nem para a frente. Ao inspirar, volte ao centro. Ao exalar, flexione a parte superior do corpo para a direita, certificando-se novamente de que não está se inclinando nem para trás nem para a frente. Ao inspirar, volte ao centro. Repita o exercício três vezes de cada lado.

4   Rotação da Parte Superior do Corpo

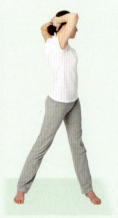

Em pé, com as pernas separadas por uma distância levemente maior do que a largura dos quadris, entrelace os dedos atrás da cabeça e empurre os cotovelos levemente para trás. Inspire profundamente e, em seguida, enquanto solta o ar, gire a parte superior do corpo para a esquerda. Inspire e volte para o centro. Solte o ar, gire para a direita; em seguida inspire e volte para o centro. Repita três vezes o exercício.

5   Postura da cadeira

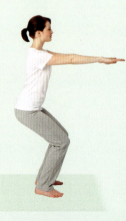

Em pé, com os pés separados por uma distância equivalente à largura dos quadris, mantenha os braços estendidos à frente na altura dos ombros e inspire. Ao soltar o ar, baixe lentamente o corpo flexionando os joelhos numa posição agachada, como se você estivesse prestes a se sentar numa cadeira. Mantenha os pés firmemente apoiados no chão, com os joelhos sobre os tornozelos. Sustente a posição durante cinco respirações completas e, em seguida, inspire e volte à posição em pé. Repita cinco vezes o exercício.

AQUECIMENTO

6 Balanço da Parte Superior do Corpo

a) Fique em pé com os pés bem afastados. Inspirando profundamente, levante os braços retos acima da cabeça. Deixe que as suas mãos fiquem relaxadas e caiam para a frente.

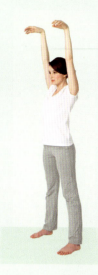

b) Em seguida, soltando profundamente o ar pela boca, alongue os braços e a parte superior do corpo para a frente, balançando-os entre as pernas até onde for confortável, tomando cuidado para não travar os joelhos. Ao inspirar, balance lentamente o corpo para cima até a posição ereta, com as mãos acima da cabeça. Repita dez vezes esse movimento de balanço.

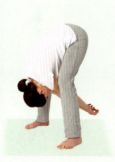

c) A seguir, respirando normalmente, deixe o corpo relaxar e pender para a frente durante três respirações antes de levantar lentamente o corpo até a posição ereta enquanto inspira, com os braços estendidos acima da cabeça. Finalmente, solte o ar e baixe lentamente os braços para levá-los para os lados do corpo.

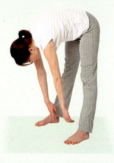

ADVERTÊNCIA: Não faça este exercício se você sofrer de pressão alta ou tiver um deslocamento de disco ou outros problemas nas costas.

Sequência de Saudação ao Sol

A sequência yogue fluente conhecida como Saudação ao Sol (*Surya Namaskara* em sânscrito) é uma série inestimável de posturas que podem ser feitas a qualquer hora, seja como um exercício completo em si mesmo, ou como parte de uma sessão mais ampla como é recomendado neste livro, porque ela:

- melhora enormemente a flexibilidade da coluna e dos membros
- alonga e fortalece todos os principais grupos musculares do corpo
- estimula a circulação
- ajuda a superar a fadiga
- estimula o fluxo saudável do *prana* em todo o corpo
- ajuda a coordenar o corpo, a mente e a respiração, conferindo foco à mente durante a preparação para a meditação.

A sequência pode ser executada lentamente, de uma maneira meditativa, ou num ritmo mais rápido para realmente energizar o corpo. O importante é praticar com atenção e concentração, e tentar sincronizar a respiração (inalando e soltando o ar pelo nariz, ou a respiração *Ujjayi*, ver pp. 98-9) com os movimentos físicos. Se isso parecer difícil no início, concentre-se inicialmente nas posições do corpo e depois, uma vez que estas estejam assimiladas, comece a coordenar os movimentos com a respiração.

Para adicionar outra dimensão, praticantes mais experientes poderão querer se concentrar no *chakra* que corresponde a cada posição. Estes estão relacionados nos passos que se seguem, e informações sobre os *chakras* podem ser encontradas nas páginas 34-41.

ADVERTÊNCIA: Evite a sequência das páginas 69-71 se você sofrer de pressão alta, vertigem, deslocamento de disco ou de outros problemas nas costas.

SEQUÊNCIA DE SAUDAÇÃO AO SOL

1   Postura da Montanha – *Tadasana*

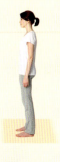

Comece em pé, na posição ereta, com os pés juntos e os braços relaxados ao longo do corpo. Feche os olhos e conscientize-se do ritmo natural da sua respiração – inspirando e soltando o ar pelo nariz.

CONCENTRAÇÃO: *muladhara* (raiz) *chakra*.

2   Postura da Prece – *Pranamasana*

Ao soltar o ar, junte as palmas das mãos na posição clássica de prece na frente do coração. Sinta esse movimento começar a "centrar" a sua energia.

CONCENTRAÇÃO: *anahata* (coração) *chakra*.

3   Saudação Ascendente – *Urdhva Hastasana*

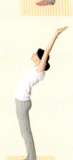

Abra os olhos. Ao inspirar, estenda com ímpeto os braços para os lados e acima da cabeça, mantendo-os retos e terminando com as palmas das mãos pressionadas ou de frente uma para a outra. Levante o tórax e arqueie levemente as costas.

CONCENTRAÇÃO: *vishuddhi* (garganta) *chakra*.

4   Postura da Extensão: *Uttanasana*

Ao soltar o ar, faça uma flexão em pé para a frente, com a intenção de colocar as mãos nos lados dos pés em alinhamento com os dedos dos pés. Se você sentir que as suas pernas estão rígidas, flexione ligeiramente os joelhos. Alongue a coluna enquanto solta a cabeça, os ombros e os braços na direção do chão.

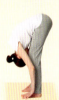

CONCENTRAÇÃO: *svadhisthana* (sacro) *chakra*.

5   Investida do Cavaleiro ou Postura Equestre – *Ashwa Sanchalasana*

Ao inspirar, flexione os joelhos e baixe o joelho direito até o chão enquanto alonga a perna para trás. Ao mesmo tempo, mantenha o pé esquerdo entre as mãos e o joelho diretamente sobre o tornozelo. Levante a cabeça e olhe para cima.

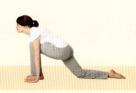

CONCENTRAÇÃO: *ajna* (terceiro olho) *chakra*.

PRÁTICA DE ASANA

6 Prancha – *Phalakasana*

Prendendo a respiração, estenda a perna esquerda para trás para que ela fique alinhada com a perna direita. Mantenha as pernas retas e deixe que os seus braços sustentem a parte superior do corpo, enquanto os dedos dos pés e os pés sustentam a parte inferior do corpo. Faça um alongamento a partir da base da coluna até o alto da cabeça, estendendo os calcanhares para trás.

CONCENTRAÇÃO: *manipura* (plexo solar) *chakra*.

7 Saudação com Oito Pontos – *Ashtanga Namaskara*

Enquanto solta o ar, flexione e baixe primeiro os joelhos até o chão, e depois o tórax e o queixo também, garantindo que os ombros e as pontas dos dedos das mãos estejam alinhados, enquanto você flexiona os braços, e que os cotovelos não se afastem para os lados. As nádegas devem permanecer levantadas.

CONCENTRAÇÃO: *manipura* (plexo solar) *chakra*.

8 Cobra – *Bhujangasana*

Mantendo os cotovelos ligeiramente flexionados perto do corpo e os ombros relaxados, pressione delicadamente as mãos contra o chão para levantar a cabeça e a parte superior do corpo, arqueando a coluna para trás, enquanto mantém os quadris, as pernas e o peito dos pés no chão. Conduza o olhar entre as sobrancelhas.

CONCENTRAÇÃO: *svadhisthana* (sacro) *chakra*.

9 Cachorro Olhando para Baixo – *Adho-Mukha-Svanasana*

Enquanto solta o ar, flexione os dedos dos pés, levante os quadris o mais alto que puder, endireite os braços e empurre o corpo para trás. Deixe a cabeça relaxar entre os braços e pressione os calcanhares na direção do chão.

CONCENTRAÇÃO: *vishuddhi* (garganta) *chakra*.

SEQUÊNCIA DE SAUDAÇÃO AO SOL

10 Investida do Cavaleiro ou Postura Equestre –
    Ashwa Sanchalasana

    Enquanto inspira, arremeta a perna direita para a frente, colocando o pé direito entre as mãos. Baixe o joelho esquerdo até o chão e alongue a perna esquerda para trás, descansando o peito do pé estendido no chão. Olhe para cima.

    CONCENTRAÇÃO: *ajna* (terceiro olho) *chakra*.

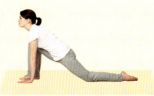

11 Postura da Extensão: *Uttanasana*

    Enquanto solta o ar, dê um passo à frente com o pé esquerdo para encontrar o direito e flexione o corpo para a frente a partir das articulações dos quadris, levando a testa para a frente na direção das canelas. Flexione levemente as pernas, se precisar, para sentir mais conforto.

    CONCENTRAÇÃO: *svadhisthana* (sacro) *chakra*.

12 Saudação Ascendente – *Urdhva Hastasana*

    Enquanto inspira, erga lentamente a parte superior do corpo, primeiro com os braços estendidos à frente e depois acima da cabeça, com as palmas das mãos pressionadas ou de frente uma para a outra. Arqueie ligeiramente a coluna para trás.

    CONCENTRAÇÃO: *vishuddhi* (garganta) *chakra*.

13 Postura da Montanha – *Tadasana*

    Enquanto solta o ar, baixe os braços ao longo do corpo e olhe diretamente à frente. Respire profundamente uma ou duas vezes aqui para se centrar.

    CONCENTRAÇÃO: *anahata* (coração) *chakra*.

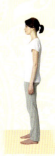

Em seguida, repita toda a sequência, desta vez no lado oposto: levando o joelho esquerdo ao chão no Passo 5 e o joelho direito ao chão no Passo 10. Isso completa a primeira "rodada" da Saudação ao Sol. É bom começar com rodadas completas e progredir gradualmente até 12 rodadas.

PRÁTICA DE ASANA

Sequência Matinal Energizante

A sequência de posturas yogues que se segue realmente alongará a sua coluna e as suas pernas, despertando o seu corpo e enchendo-o de vitalidade para o dia que você tem à frente. Pratique lentamente, com atenção, e procure se sintonizar com a energia que percorre a sua coluna enquanto relaxa em cada postura. Respire profundamente e com suavidade, inspirando e soltando o ar pelo nariz, salvo indicação em contrário.

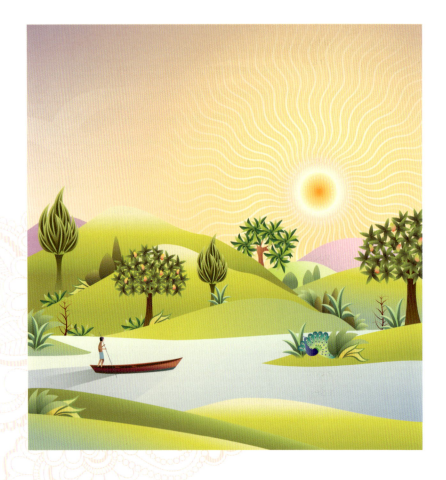

SEQUÊNCIA MATINAL ENERGIZANTE

1 Postura da Montanha – *Tadasana*

Comece em pé, na posição ereta, com os pés juntos e os braços ao longo do corpo, relaxe os olhos e o rosto, e olhe diretamente para a frente.

2 Postura da Extensão: *Uttanasana*

Enquanto solta o ar, flexione o corpo para a frente a partir dos quadris, levando a parte superior do corpo na direção das pernas. Se você não conseguir colocar as mãos nos pés (como mostra a figura), experimente segurar os cotovelos opostos com as mãos e puxá-los para baixo para alongar o tronco. Sustente a posição enquanto respira cinco vezes. Em seguida, ao inspirar, levante lentamente o corpo.

3 Postura do Triângulo – *Trikonasana*

Fique em pé com os pés separados por mais de um metro de distância (cerca de 1,20 m) e paralelos. Estenda os braços para os lados na altura dos ombros. Gire o pé esquerdo 90 graus para fora e o pé direito cerca de 15 graus para dentro. Ao soltar o ar, flexione o corpo para baixo e para a esquerda, com a intenção de segurar o tornozelo ou a perna, o mais embaixo que você conseguir. Estenda o braço direito para cima e vire a palma da mão para baixo. Mantendo o quadril direito recuado, gire a cabeça de maneira a levantar os olhos para a mão. Sustente a posição enquanto respira cinco vezes. Em seguida, ao inspirar, erga lentamente o corpo. Gire os pés para a frente, e depois repita o exercício do outro lado, desta vez com o pé direito virado para fora e o pé esquerdo para dentro.

PRÁTICA DE ASANA

4   **Postura do Ângulo Lateral** – *Parsvakonasana*

Fique em pé com os pés afastados por uma distância superior a um metro (cerca de 1,20 m) e novamente paralelos. Gire o pé esquerdo 90 graus para fora o pé direito levemente para dentro. Ao soltar o ar, flexione a perna esquerda num ângulo reto e baixe o corpo para a esquerda, colocando o antebraço esquerdo sobre a coxa esquerda. Estenda o braço direito acima da cabeça, com a palma da mão voltada para a frente, gire a cabeça de modo a levantar os olhos para o braço, e sinta o alongamento descer pelo lado direito do corpo. Sustente a posição enquanto respira cinco vezes. Em seguida, ao inspirar, traga o corpo para cima. Gire os pés para a frente, e depois repita o exercício do outro lado.

5   **Guerreiro** – *Virabhadrasana*

Fique em pé com os pés afastados por uma distância superior a um metro (cerca de 1,20 m) e novamente paralelos. Gire o pé esquerdo 90 graus para fora e o pé direito 45 graus para dentro, e em seguida gire os quadris para que fiquem voltados na mesma direção que os dedos do pé esquerdo. Ao soltar o ar, leve os braços acima da cabeça, com as palmas das mãos juntas, alongue-se para cima e levante os olhos para as mãos. Sustente a posição enquanto respira cinco vezes. Em seguida, ao inspirar, levante o corpo. Gire os pés para a frente, e repita o exercício do outro lado.

6   **Extensão Lateral Intensa** – *Parsvottanasana*

Fique em pé com os pés afastados por uma distância levemente inferior a um metro (cerca de 90 cm). Gire o pé esquerdo 90 graus para fora e o pé direito 45 graus para dentro, e em seguida gire os quadris para que fiquem voltados na mesma direção que os dedos do pé esquerdo. Ao inspirar, alongue o corpo e, depois, ao soltar o ar, flexione o corpo para dentro a partir dos quadris, sobre a perna esquerda, estendendo as mãos na direção do chão (ou o mais baixo na perna que elas conseguirem alcançar). Sustente a posição enquanto respira cinco vezes. Em seguida, ao inspirar, levante lentamente o corpo. Gire os pés para a frente, e depois repita o exercício do outro lado.

SEQUÊNCIA MATINAL ENERGIZANTE

7   Postura do Camelo – *Ustrasana*

Ajoelhe-se no chão com as pernas afastadas por uma distância equivalente à largura dos quadris e o corpo numa linha vertical a partir dos joelhos para cima. Contraia o cóccix e puxe o abdômen para dentro. Coloque as mãos nos quadris, com os cotovelos para trás, para levantar o tórax. Enquanto inspira, alongue a coluna e gire o braço direito para cima e para trás para tocar o calcanhar direito. Repita o movimento com o braço esquerdo de maneira que a sua coluna acabe arqueada para trás, mantendo os músculos abdominais firmes e as coxas na posição vertical. Se você não conseguir chegar aos calcanhares (ou se isso estiver causando um desconforto), coloque as mãos nos quadris e curve-se delicadamente para trás. Sustente a posição enquanto respira cinco vezes. Em seguida, ao inspirar, erga lentamente o corpo e sente-se nos calcanhares.

8   Flexão Sentada para a Frente – *Paschimottanasana*

Sente-se no chão com as pernas juntas, estendidas diante de você, e a coluna ereta. Pressione as coxas para baixo e faça o mesmo até os calcanhares. Ao soltar ao ar, curve-se para a frente a partir dos quadris e segure os pés, tornozelos ou canelas, dependendo da sua flexibilidade. Tenha como objetivo descansar a parte superior do corpo e a cabeça nas pernas. Sustente a posição enquanto respira cinco vezes. Em seguida, ao inspirar, eleve o corpo à posição sentada.

"O segredo da saúde tanto da mente quanto do corpo não é prantear o passado, preocupar-se a respeito do futuro ou antever problemas, e sim viver no momento presente com sabedoria e seriedade."

Paramhansa Yogananda

PRÁTICA DE ASANA

Sequência Noturna Relaxante

A sequência de posturas yogues que se seguem o ajudará a relaxar depois das atividades diárias livrando o corpo de tensões, despertando a energia na coluna vertebral e aumentando a circulação do sangue para o cérebro, o que proporcionará mais vitalidade e o deixará relaxado para a meditação. Inspire e solte o ar profunda e suavemente pelo nariz, salvo indicação em contrário.

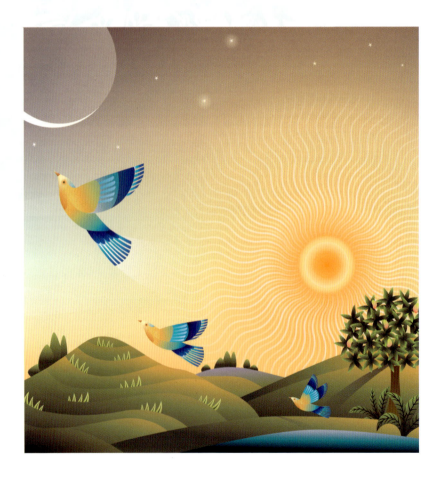

SEQUÊNCIA NOTURNA RELAXANTE

1   Postura Ascendente do Trovão – *Urdhva Vajrasana*

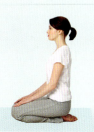

a) Ajoelhe-se no chão, com as nádegas apoiadas nos calcanhares, as mãos nas coxas e o corpo ereto, porém relaxado.

b) Enquanto inspira, eleve os braços acima da cabeça, alongando a coluna levemente para trás e expandindo o tórax para abrir o coração e os pulmões. Olhe na direção das mãos, sustente a posição enquanto respira cinco vezes e depois relaxe.

2   Postura da Lebre – *Shashankasana*

Enquanto solta o ar, flexione o corpo para a frente, estendendo os braços à sua frente e descansando a testa no chão. Mantenha as nádegas apoiadas nos calcanhares se você conseguir. Sustente a posição enquanto respira cinco vezes, e depois relaxe.

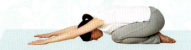

3   Postura da Cobra – *Bhujangasana*

Deite-se de bruços, descansando o peito dos pés no chão. Enquanto inspira, pressione os quadris no chão e erga a parte superior do corpo, apoiando-se com as mãos abaixo dos ombros, com os cotovelos flexionados. Arqueie levemente as costas e olhe para cima, pressionando os ombros para baixo e para trás. Sustente a posição enquanto respira cinco vezes, e depois relaxe.

4 Cachorro Olhando para Baixo – *Adho-Mukha-Svanasana*

Enquanto solta o ar, flexione os dedos para cima, endireite os braços e as pernas e levante os quadris bem alto. Pressione os calcanhares contra o chão e levante as nádegas o mais alto possível. Relaxe a cabeça entre os braços e olhe na direção dos joelhos. Sustente a posição enquanto respira cinco vezes, e relaxe.

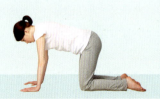

5 Postura do Gato – *Majariasana*

a) "Fique de quatro", alinhando os joelhos diretamente debaixo dos quadris e as mãos diretamente debaixo dos ombros, com as costas numa linha reta relaxada.

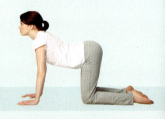

b) Inspirando profundamente, arqueie a coluna lombar para baixo e alongue a cabeça, o pescoço e o tórax para cima. Faça força para baixo com as mãos para levantar a coluna dorsal e olhe diretamente para a frente.

c) Enquanto solta o ar, contraia o cóccix, puxe o abdômen para dentro, curve a cabeça para olhar na direção do umbigo e arqueie toda a coluna para cima.

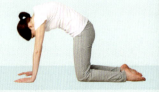

d) Repita cinco vezes no total o movimento de arqueamento para baixo (Passo b) e o arqueamento para cima (Passo c).

SEQUÊNCIA NOTURNA RELAXANTE

6   Postura da Criança – *Balasana*

Inspire enquanto se senta sobre os calcanhares. Solte o ar enquanto dobra a parte superior do corpo para a frente com a intenção de descansar a testa no chão, se você conseguir. Descanse os braços ao longo do corpo, com as palmas das mãos voltadas para cima. Leve a atenção para dentro e concentre-a na respiração. Repouse nessa posição enquanto respira dez vezes e depois, muito lentamente, ajoelhe-se na Postura do Trovão (ver p. 54).

7   Postura do Cadáver – *Shavasana*

Se você estiver encerrando a sua prática aqui, deite-se de costas com a cabeça, o pescoço e a coluna numa impecável linha reta, com os pés separados por uma distância confortável e os braços levemente afastados das laterais do corpo, com as palmas das mãos voltadas para cima. Deixe que os seus pés caiam soltos para os lados e permaneça completamente imóvel. Feche os olhos e relaxe o corpo inteiro. Mantenha o foco interior da mente conscientizando-se do ritmo natural da sua respiração. Permaneça nessa posição enquanto sentir necessidade. No entanto, se você tiver tempo para seguir em frente para a próxima sequência, pode pular esta postura, pois você a fará no final da Sequência Calmante.

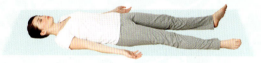

PRÁTICA DE ASANA

Sequência Calmante

A sequência reconfortante que se segue e que contém muitas posturas yogues invertidas (nas quais a cabeça fica mais baixa do que o coração) vai beneficiar o corpo inteiro, massageando e nutrindo os seus órgãos internos ao aumentar o suprimento de sangue para eles. Ela também acentuará o relaxamento físico e mental na preparação para a meditação. Inspire e solte o ar profunda e suavemente pelo nariz, salvo indicação em contrário.

Benefícios das posturas invertidas

Embora as posturas invertidas no yoga sejam com frequência consideradas difíceis, os benefícios de dominá-las delicadamente são múltiplos. Inverter a ação da gravidade sobre o corpo encerra uma série de resultados úteis que favorecem a saúde.

Como mencionado antes, as posturas invertidas revigoram todo o corpo e proporcionam apoio para os órgãos internos. No entanto, essas posturas também aprofundam a respiração, relaxam o sistema nervoso e promovem a flexibilidade nas costas e nos quadris. A Postura Invertida sobre os Ombros também pode ser útil no caso de dores de cabeça, pois os músculos do pescoço e dos ombros ficam relaxados e se beneficiam de um maior suprimento de sangue.

ADVERTÊNCIA: Não pratique as posturas invertidas nas páginas que se seguem (Passos 2 a 5 – Postura Invertida sobre os Ombros até a Ponte) durante a menstruação, a gravidez ou se você estiver sofrendo de pressão alta, de alguma lesão no pescoço ou de problemas nos olhos como descolamento de retina ou glaucoma. É aceitável praticar a Postura do Peixe durante a menstruação, mas ela não é adequada na gravidez.

SEQUÊNCIA CALMANTE

1   Deitado, Pernas Estendidas Retas

   Deite-se de costas com as pernas retas e estendidas, os braços ao longo do corpo e as palmas das mãos no chão. Puxe o queixo para dentro. Respire ritmicamente a partir do abdômen.

2   Postura Invertida sobre os Ombros ou Postura de Todos os Membros – *Sarvangasana*

   Enquanto inspira, eleve a perna a 90 graus, mantendo-as retas. Pressione as mãos contra o chão para levantar os quadris e as pernas, e leve as mãos para a região lombar para ter apoio, com os dedos das mãos apontando para dentro e os polegares ao redor dos quadris. Continue a levantar mais alto as pernas e os quadris, deslocando as mãos para mais perto das escápulas para reforçar o equilíbrio. O seu objetivo deve ser ter o corpo numa linha vertical. Com os cotovelos flexionados, aproxime o queixo do tórax e relaxe os pés. Mantenha a posição por até três minutos, respirando ritmicamente a partir do abdômen. Se achar isso difícil demais, você pode fazer a Meia Posição Invertida sobre os Ombros (*Ardha Sarvangasana*): simplesmente estenda as pernas sobre a cabeça num ângulo confortável, descansando os quadris nas mãos e mantendo o peso do corpo na região dorsal, não no pescoço.

3   Postura do Arado – *Halasana*

   Enquanto solta o ar, baixe lentamente as pernas sobre a cabeça, com a intenção de descansar os pés no chão mas mantendo os quadris elevados e pressionando os braços no chão atrás das costas, com as palmas das mãos voltadas para baixo. Sustente a posição por até três minutos, respirando ritmicamente a partir do abdômen. Se isso for difícil demais para você, experimente colocar dois cobertores dobrados debaixo dos ombros, flexione as pernas atrás de você e coloque os pés sobre um apoio, como um banco pequeno e firme com uma altura apropriada.

4 Postura da Pressão nas Orelhas – *Karnapidasana*

Enquanto solta o ar, baixe os joelhos ao lado de cada ouvido, se você conseguir, e coloque os braços atrás dos joelhos e as mãos sobre os ouvidos. Sustente a posição durante um minuto, respirando lentamente. Para sair da postura, estenda os braços no chão atrás das costas, pressione as mãos espalmadas no chão e vá baixando a coluna, vértebra por vértebra. Em seguida, baixe lentamente as pernas de maneira a ficar deitado de costas, com as pernas juntas e os braços nas laterais do corpo, com as palmas das mãos no chão. Se você achar este exercício muito difícil, simplesmente avance diretamente do Arado (Passo 3) para a Ponte (Passo 5).

5 Ponte – *Setubandhasana*

a) Ainda de costas, com os braços estendidos ao longo do corpo, flexione os joelhos, colocando os pés no chão, afastados mais ou menos por uma distância de 50 cm e paralelos. Tome cuidado para não deixar os joelhos caírem para dentro.

b) Enquanto solta o ar, coloque as mãos na região lombar, com os dedos voltados para dentro e os polegares nas laterais do corpo, mantendo os cotovelos no chão. Empurre os quadris e as coxas para cima, arqueie a coluna e não deixe que os joelhos avancem para além dos dedos dos pés. Pressione os pés uniformemente contra o chão. Sustente a posição enquanto respira cinco vezes. Em seguida, respirando lentamente, solte o ar e relaxe.

6 Postura do Peixe – *Matsyasana*

Deitado de costas com as pernas juntas, os braços nas laterais do corpo e as palmas das mãos no chão, deslize os braços para debaixo do corpo de maneira que as suas mãos, com as palmas voltadas para baixo, fiquem debaixo das nádegas. Ao inspirar, levante a parte superior do corpo com os cotovelos e erga o tórax o mais alto que puder. Alongue delicadamente a cabeça para trás e baixe o alto da cabeça em direção ao chão. Sustente a postura durante mais ou menos o tempo que você sustentou a Postura Invertida sobre os Ombros (como uma contrapostura). Para sair da postura, mantenha o peso apoiado nos cotovelos, inspire, erga a cabeça e baixe gradualmente a coluna até o chão.

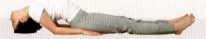

7 Postura do Cadáver – *Shavasana*

Deite-se de costas com a cabeça, o pescoço e a coluna numa impecável linha reta. Afaste os pés por uma distância de 60 cm, relaxando-os para os lados. Os seus braços devem estar a 45 graus do corpo, com as palmas das mãos voltadas para cima. Inspire, e depois contraia todos os músculos do corpo e prenda a respiração por alguns segundos, antes de soltar o ar, desfazendo-se de toda tensão. Feche os olhos e concentre a atenção na respiração: quando você inspira, o abdômen sobe, quando você solta o ar, o abdômen desde. Relaxe pelo tempo que puder se permitir, sentindo a energia circulando por todo o corpo. Você estará agora num estado muito mais preparado para a meditação.

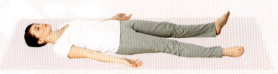

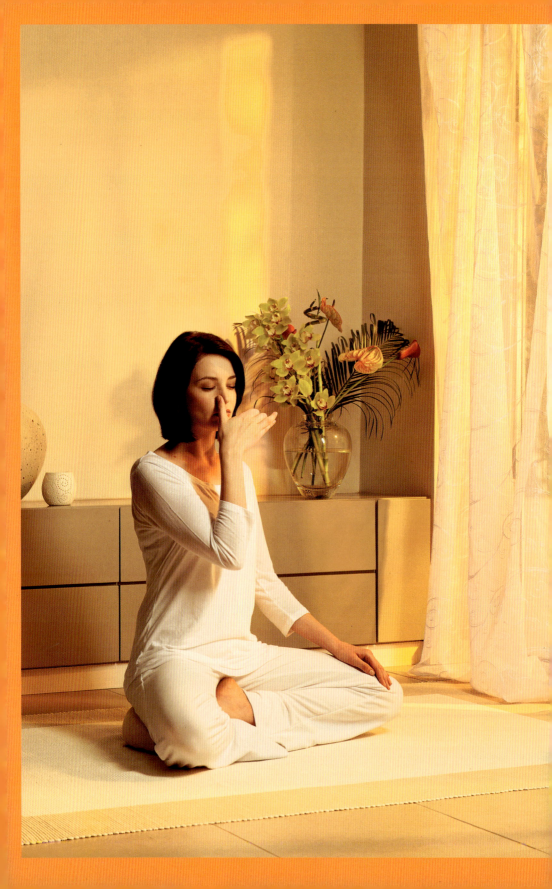

CAPÍTULO 5

PRÁTICA DE PURIFICAÇÃO

TÉCNICAS PARA PURIFICAR O CORPO E A MENTE

Um corpo e uma mente saudáveis são requeridos para sustentar os maiores níveis de energia necessários para a Meditação Yogue. Por conseguinte, é importante que quaisquer impurezas – sejam elas físicas (conhecidas como *malas*) ou mentais (conhecidas como *vikshepas*), como a dúvida, a falta de atenção, a preguiça e a busca do prazer – sejam removidas antes da meditação.

Quando as práticas de purificação deste capítulo – *Nadi Shodhana* (Respiração Alternada), *Agnisara Kriya* (Ativação do Fogo Digestivo), *Kapalabhati* (Respiração do Crânio Brilhante) e *Ashvini Mudra* (Gesto do Cavalo) – são regularmente executadas, de preferência diariamente, elas purificam os canais de energia do corpo, fortalecem a digestão, queimam toxinas, massageiam os órgãos internos, despertam as energias vitais do corpo, e purificam e tranquilizam a mente na preparação para a meditação.

Tenha como objetivo fazer as quatro purificações como parte da sua prática regular de yoga (de preferência pela manhã) – depois das posturas yogues e antes do *pranayama* e da meditação. Fazer isso regularmente durante, pelo menos, três a seis meses possibilitará que você experimente os máximos benefícios do aumento de energia e da clareza mental.

PRÁTICA DE PURIFICAÇÃO

Nadi Shodhana: Respiração Alternada

Este importante exercício – também comumente conhecido como *Anuloma Viloma* – purifica todos os canais de energia tanto do corpo físico quanto do corpo astral para que o *prana* possa fluir naturalmente; *nadi* é o vocábulo em sânscrito para "fluxo" e *shodhana* é o vocábulo para "purificação". O exercício também equilibra a respiração entre as narinas esquerda e direita, bem como a atividade entre os hemisférios esquerdo e direito do cérebro, o que exerce um efeito calmante no sistema nervoso. Quando o fluxo de ar se torna igual nas narinas, o fluxo de energia no *ida* e no *pingala* também é igualado, o que possibilita que o *prana* flua no *sushumna nadi* central, concentrando a mente para o propósito da meditação.

A prática regular aumentará a sua capacidade de se concentrar com foco e de meditar. É melhor começar usando uma proporção de 4:8:8 – inspirando enquanto conta até quatro, prendendo a respiração enquanto conta até oito, e soltando o ar enquanto conta até oito.

Vishnu Mudra

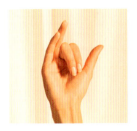

Este *mudra*, que envolve dobrar os dedos médio e indicador na direção da palma da mão e manter o polegar, o dedo anular e o dedo mínimo estendidos, é usado no *Nadi Shodhana* para ajudar a encerrar o prana dentro do corpo. Geralmente usamos a mão direita para executar este *mudra*.

A Prática do Nadi Shodhana

1. Sente-se numa postura de meditação confortável (ver pp. 52-7), feche os olhos e relaxe o corpo inteiro.
2. Relaxe a mão esquerda sobre o joelho esquerdo, com a palma voltada para cima.
3. Erga a mão direita e posicione-a em *Vishnu Mudra* (veja abaixo, à esquerda).
4. Solte o ar e feche a narina direita com o polegar.
5. Inspire lenta e suavemente pela narina esquerda enquanto conta até quatro.
6. Feche delicadamente a narina esquerda com os dedos anular e mínimo de maneira que ambas as narinas estejam agora fechadas, e prenda a respiração enquanto conta até oito.
7. Libere o polegar e solte lentamente o ar pela narina direita enquanto conta até oito.
8. Permaneça com a narina esquerda fechada e inspire pela narina direita enquanto conta até quatro.
9. Fecha as duas narinas e prenda a respiração enquanto conta até oito.
10. Libere a narina esquerda e solte o ar através dela enquanto conta até oito. Isso completa uma rodada inteira; repita o procedimento a partir do Passo 5 para começar a rodada seguinte. Faça diariamente um total de cinco a dez rodadas. Ao longo de um intervalo de tempo, tenha como objetivo aumentar esse total para 25 rodadas. Quando você tiver progredido para 25 rodadas nessa proporção de 4:8:8, reverta para cinco ou dez rodadas, mas desta vez experimentando uma proporção de 5:10:10.

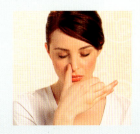
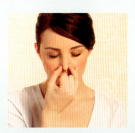
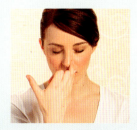

Agnisara Kriya: Ativação do Fogo Digestivo

Agni é o vocábulo sânscrito para "fogo", *sara* significa "essência" e *kriya* significa "ação". Esta prática de purificação é, portanto, uma forma de estimular a "essência do fogo", que do ponto de vista yogue é considerado como estando situado no umbigo; isso cria um calor interno para reavivar o fogo digestivo. Também é um exercício eficaz para tonificar os músculos abdominais. Espiritualmente, ele ativa o *manipura chakra* no umbigo, o que nos livra de energias negativas e nos impregna de vitalidade.

Só faça os exercícios das páginas 89-90 de estômago vazio e depois de ter evacuado. Se você for um principiante na prática, é melhor fazer primeiro o Estágio 1, e depois progredir gradualmente para os estágios 2 e 3 mais avançados à medida que os seus músculos abdominais se tornarem mais fortes. No entanto, é melhor aprender os estágios 2 e 3 sob a orientação de um professor de yoga experiente.

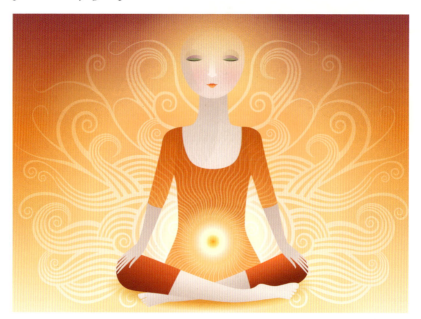

A Prática de Agnisara Kriya

Estágio 1: Compressão Abdominal

1 Fique em pé com os pés afastados por uma distância levemente maior do que a largura dos quadris. Flexione os joelhos e incline-se para a frente, pressionando as mãos nas coxas logo acima dos joelhos, e mantendo os braços retos.

2 Inspire profundamente. Em seguida, relaxe o abdômen e, enquanto solta profundamente o ar, contraia firmemente os músculos abdominais, pressionando o umbigo na direção da coluna. Sustente confortavelmente a contração abdominal enquanto prende a respiração por alguns segundos. Ao inspirar, relaxe e deixe que o abdômen volte à posição normal. Repita de cinco a dez vezes o exercício.

Estágio 2: Estimulação Abdominal

1 Permaneça inclinado para a frente, com as mãos pressionadas nas coxas logo acima dos joelhos, os braços retos.

2 Inspire profundamente e, em seguida, soltando profunda e lentamente o ar, contraia os músculos abdominais inferiores logo acima do púbis, puxando-os firmemente para dentro e para cima. Isso também cria uma forte pressão ascendente na área do períneo entre os órgãos genitais e o ânus. Continue a soltar o ar, enquanto contrai a parede abdominal para cima em direção à caixa torácica. Quando acabar de soltar o ar, inspire e, sem interrupção, num movimento ondulante, solte lentamente a contração do abdômen superior para o abdômen inferior.

3 Ao soltar novamente o ar, contraia uma vez mais os músculos abdominais, primeiro os inferiores e depois os superiores. Em seguida, prendendo a respiração pelo tempo que conseguir fazê-lo sem esforço, "bombeie" os músculos abdominais para dentro e para fora em rápida sucessão. Inicialmente, tenha como objetivo fazer cerca de vinte "bombeamentos". Em seguida, inspire, relaxe e fique novamente em pé na posição ereta. À medida que se tornar mais experiente, você poderá aumentar gradualmente o número de bombeamentos, fazendo dez rodadas de vinte, com uma pequena pausa entre cada rodada.

Estágio 3: Ondulação Abdominal (*Lauliki Nauli*)

1. Flexione novamente os joelhos e incline-se para a frente, pressionando as mãos nas coxas logo acima dos joelhos e mantendo os braços retos.
2. Solte profundamente o ar e contraia firmemente os músculos abdominais, trazendo o umbigo na direção da coluna. Este é o *Uddiyana Bandha* (ver p. 61).
3. Mantendo este bloqueio, pressione as mãos nas pernas e aplique uma investida para a frente e levemente para baixo à área abdominal entre o umbigo e o púbis. Isso ajuda a contrair os músculos retos abdominais – mantendo os outros músculos do abdômen numa condição relaxada. A pressão igual das mãos nas pernas o ajuda adicionalmente a alcançar o isolamento dos músculos retos abdominais.
4. Uma vez que você consiga alcançar o isolamento inicial desses músculos, tente isolar apenas o músculo reto direito (*Dakshina Nauli*), pendendo o corpo para a frente, inclinando ligeiramente o tronco para a direita e exercendo uma pressão adicional na mão direita.
5. Tente então isolar o músculo reto esquerdo (*Vama Nauli*) inclinando-se ligeiramente para a esquerda enquanto aumenta a pressão sobre a mão esquerda.
6. Finalmente, comece a tentar mover cada um deles de um lado para o outro para que eles se movam ou "rolem" num movimento ondulante em rápida sucessão. Comece fazendo cinco ondulações para a direita e cinco para a esquerda.

ADVERTÊNCIA: Não pratique nenhum desses exercícios durante a menstruação (*Agnisara Kriya* estimula o fluxo ascendente da energia prânica, que é contrária ao fluxo purificador natural descendente), durante a gravidez ou depois de uma cirurgia abdominal, ou ainda se você tiver alguma doença no estômago ou cardiovascular, ou pressão alta.

AGNISARA KRIYA: ATIVAÇÃO DO FOGO DIGESTIVO

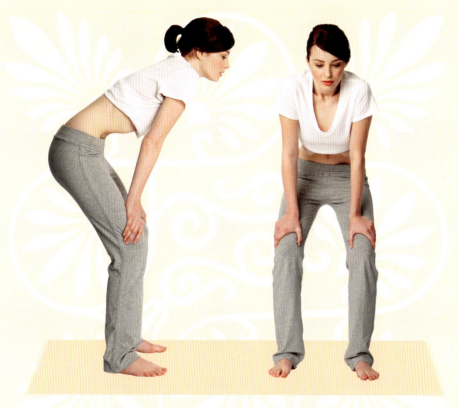

Esta foto mostra o Estágio 2 da prática Agnisara Kriya — Estimulação Abdominal — em ação.

A Arte da Ondulação Abdominal

Serão necessários tempo e perseverança para dominar a Ondulação Abdominal, pois se trata de um exercício avançado que requer o controle voluntário dos músculos abdominais centrais. Você vai precisar aprender a isolar, contrair e girar os músculos retos abdominais num movimento rotativo enquanto mantém uma postura estática. Por conseguinte, é melhor aprender esta prática sob a orientação de um exímio professor de yoga. No entanto, ela é incluída aqui porque, uma vez aprendida, é uma prática valiosa que contribui para o despertar da latente *kundalini*, ajudando-a a ascender através do *sushumna* em direção ao *chakra* da coroa.

PRÁTICA DE PURIFICAÇÃO

Kapalabhati: Respiração do Crânio Brilhante

Kapala é o vocábulo sânscrito para "crânio" e *bhati* significa "brilhar". Por conseguinte, a prática de *Kapalabhati*, que envolve uma série de rápidas exalações ativas e inalações passivas e relaxadas, literalmente "faz brilhar" ou purifica as cavidades dentro do crânio, revigorando o cérebro com um efeito massageador, rejuvenescendo o sistema nervoso, e despertando centros latentes responsáveis pela percepção sutil. Ela expele mais dióxido de carbono e outros gases inaproveitáveis das células e dos pulmões do que a respiração normal. Se você se sentir tonto em algum momento durante a execução do exercício, simplesmente pare, sente-se calmamente e respire de uma maneira normal. Quando você se sentir pronto para recomeçar, respire com atenção e menos impetuosidade.

1 Sente-se numa postura de meditação confortável (ver pp. 52-7), com as palmas das mãos nos joelhos, feche os olhos, relaxe o corpo inteiro e inspire e solte profundamente o ar pelo nariz.

2 Comece a enfatizar ativamente a expiração contraindo o abdômen, de maneira a sentir o diafragma se elevar, empurrando vigorosamente o ar para fora dos pulmões através das duas narinas. Isso criará um vácuo para que a inspiração passiva aconteça naturalmente. Esta é uma respiração.

3 Prossiga expirando e inspirando rapidamente através das duas narinas sem fazer nenhuma pausa, fazendo com que cada expiração seja curta, forte e intensa, e cada inspiração seja leve, relaxada e desprovida de esforço. Tenha como objetivo manter os músculos do rosto relaxados.

4 Comece com três rodadas de dez a vinte respirações. Tenha como objetivo adicionar dez respirações por "rodada" a cada semana até chegar a 120 respirações por rodada.

ADVERTÊNCIA: As pessoas que sofrem de problemas cardíacos, pressão alta, epilepsia, náuseas ou desmaios não devem praticar *Kapalabhati*.

Ashvini Mudra: Gesto do Cavalo

A prática tradicional do *Ashvini Mudra*, que significa "gesto do cavalo", tem esse nome por causa de uma dilatação e contração interna sutil dos músculos do esfíncter anal que o cavalo sabidamente faz várias vezes depois de evacuar. Essa contração repetida atua como um lacre do períneo, conservando o *prana* e redirecionando-o para os *chakras* superiores, preparando a mente para a meditação. O exercício também promove força e vigor de um modo geral e é uma boa prática preparatória para o *Mula Bandha*, o bloqueio da raiz ou anal (ver p. 60). Ele também encerra os benefícios físicos de fortalecer os músculos anais e ajuda a neutralizar distúrbios como a prisão de ventre, hemorroidas e prolapso do útero ou do reto.

1 Ajoelhe-se na Postura do Trovão (ver p. 54) com a cabeça, o pescoço e a coluna eretos e alinhados. Descanse as palmas das mãos nas coxas.

2 Inspire profundamente, prenda a respiração e contraia os músculos dos glúteos, o diafragma pélvico e o esfíncter anal durante alguns segundos, e depois relaxe. A sensação é a de comprimir o reto para impedir a evacuação. Repita a contração e solte rapidamente quantas vezes você puder enquanto conseguir prender a respiração confortavelmente, sem esforço.

3 Repita o Passo 2 mais duas vezes de maneira a completar um total de três rodadas de contrações. Tenha como objetivo trabalhar lenta e gradualmente de maneira a ser capaz de fazer trinta contrações de uma só vez, depois sessenta, tomando cuidado para não fazer nenhum esforço.

NOTA: Para tornar mais fácil ter a sensação na primeira vez que você fizer o exercício, você poderá experimentar se deitar de costas com as pernas e os pés juntos. Qualquer postura que faça os quadris trabalharem juntos tornará o processo mais fácil.

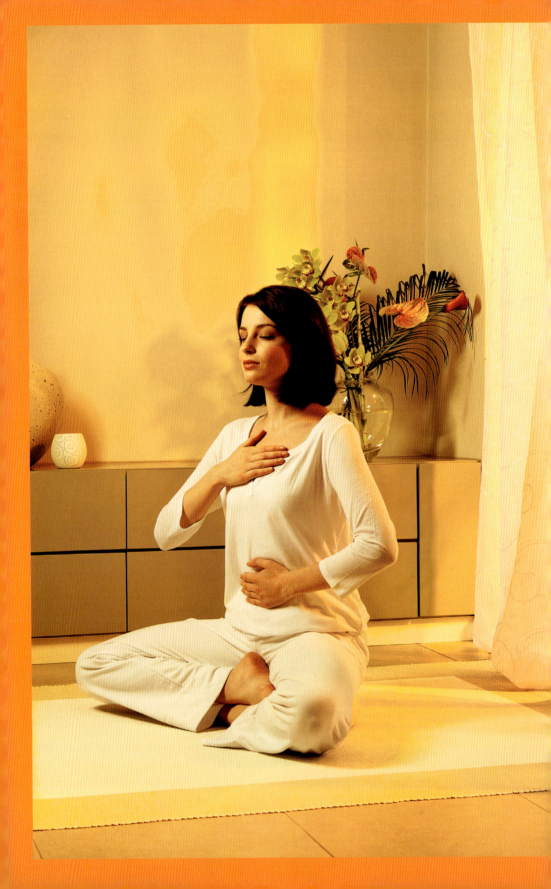

CAPÍTULO 6

PRÁTICA DE PRANAYAMA

REGULAÇÃO DA ENERGIA VITAL POR MEIO DA RESPIRAÇÃO

As técnicas apresentadas neste capítulo visam colocá-lo em maior sintonia com a energia vital dentro do seu corpo por meio do poderoso veículo da respiração, que é o sinal mais tangível da atividade prânica interna.

Afinal de contas, a palavra sânscrita *pranayama* – Um dos Oito Membros do Yoga – é composta de duas partes: *prana*, que significa a energia vital dentro de nós, e *ayama*, que significa regular ou estender. As práticas de *pranayama*, portanto, atuam como uma forma de regular e harmonizar o movimento da energia vital no corpo. Como se acredita que qualquer movimento de pensamento na mente surja do movimento do *prana*, a obtenção da capacidade de regular e aquietar o *prana* possibilitará que você também aquiete e concentre a sua mente – ajudando a evitar os sintomas da "mente de macaco", na qual os pensamentos são totalmente desorganizados.

Na maioria dos tipos de respiração *pranayama*, assim como na respiração normal, o padrão é inspirar e soltar o ar pelo nariz, salvo indicação em contrário.

É melhor praticar o *pranayama* nas primeiras horas da manhã – depois das práticas de purificação (ver pp. 84-93) e antes da meditação (ver pp. 106-37). No entanto, muitas das práticas que se seguem podem ser executadas a qualquer hora para ajudá-lo a ter acesso a um sentimento de mais calma e tranquilidade.

A Respiração Yogue Completa

A Respiração Yogue Completa é uma prática de *pranayama* fundamental que ajudará a restaurar uma respiração mais profunda e equilibrada, conduzindo a um maior relaxamento físico e mental, e fazendo com que você se sinta mais centrado interiormente. Ela também ajudará a aliviar a fadiga, revigorando o corpo inteiro ao aumentar o consumo de oxigênio. Como ela envolve respirar numa transição suave e ininterrupta a partir do abdômen, para o meio do tórax e para a parte superior do tórax, ela o ensina a maximizar a sua capacidade pulmonar de maneira a usar todo o sistema respiratório. A Respiração Yogue Completa é especialmente útil nos momentos de estresse, pois ela ajuda a acalmar o sistema nervoso e repor os níveis de energia.

A Prática da Respiração Yogue Completa

Estágio 1: Inalação

1. Sente-se na postura de meditação confortável que você escolheu (ver pp. 52-7). Feche os olhos e relaxe o corpo.

2. Abdômen: Solte profundamente o ar pelo nariz, contraindo o abdômen para expulsar todo o ar dos pulmões. Em seguida, inspire lentamente pelo nariz, mantendo a parte inferior do abdômen contraída enquanto expande levemente o abdômen acima do umbigo.

3. Meio do tórax: No final da expansão da parte superior do abdômen, deixe que a respiração penetre no meio do seu tórax para expandir essa área.

4. Parte Superior do Tórax: Continue a puxar a respiração para os lobos superiores dos pulmões, para que ela eleve e expanda a parte superior do tórax, fazendo com que as clavículas e os ombros se ergam. Os seus pulmões devem agora estar completamente cheios de ar.

Estágio 2: Retenção da Respiração

1. Prenda a respiração durante alguns segundos, inclinando delicadamente a cabeça para a frente sobre a parte superior do tórax em *Jalandhara Bandha* (Bloqueio da Garganta; ver p. 61). Sustente apenas o *Jalandhara Bandha* pelo tempo que for confortável enquanto você estiver prendendo a respiração.

Estágio 3: Exalação

1. Relaxe o *Jalandhara Bandha* levantando a cabeça.
2. Parte superior do tórax: Comece a soltar o ar pelo nariz, relaxando a parte superior do tórax, de maneira que as clavículas e os ombros baixem naturalmente para a sua posição normal.
3. Parte do meio do tórax: Continue a soltar o ar para sentir o meio do tórax relaxar.
4. Abdômen: Continue a soltar o ar até sentir a liberação do abdômen de modo que as costelas inferiores comecem a entrar. Você pode colocar uma das mãos sobre o abdômen e a outra na parte superior do tórax, a fim de sentir a respiração enquanto ela deixa o tórax e depois o abdômen.

Isso conclui a Respiração Yogue Completa. Repita o ciclo até um total de cinco a dez respirações completas, e depois volte à respiração normal.

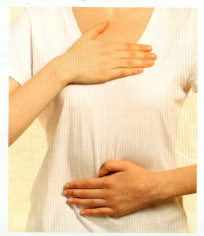

NOTA: A Respiração Yogue Completa pode ser praticada a qualquer hora, e também pode ser feita na posição em pé ou com você deitado de costas.

PRÁTICA DE PRANAYAMA

Ujjayi Pranayama: Respiração Vitoriosa

A respiração *Ujjayi* possui duas qualidades distintas: o forte som sibilante que ela produz e o seu fluxo suave e uniforme. Esse tipo de respiração ocorre naturalmente no sono profundo. A técnica desacelera a respiração, de modo que ela contribui para acalmar a mente e melhorar a concentração para a meditação profunda. Ela pode ser praticada como um exercício isolado, quando você quiser relaxar, ou como parte de uma série de práticas da Meditação Yogue.

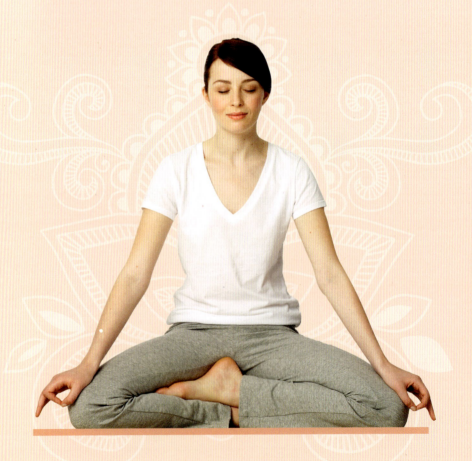

UJJAYI PRANAYAMA: RESPIRAÇÃO VITORIOSA

A Prática de Ujjayi

1 Sente-se na postura de meditação confortável que você escolheu (ver pp. 52-7). Feche os olhos, relaxe o corpo e respire profundamente algumas vezes. Inspire profundamente pelo nariz e contraia todo o corpo; em seguida, solte o ar pela boca e se desfaça de toda tensão. Coloque as mãos nos joelhos, com as palmas voltadas para baixo, em *Jnana Mudra* (ver p. 59).

2 Feche a boca e inspire por ambas as narinas de uma maneira suave e uniforme, com a glote parcialmente fechada, para que a respiração faça um som "raaa" dentro da garganta; a glote é a abertura entre as cordas vocais, na parte superior da traqueia. É uma sensação semelhante à que você experimenta quando boceja (veja também o quadro abaixo). Durante a inalação, mantenha os músculos abdominais levemente contraídos e expanda os pulmões com ar, até que o tórax se projete para a frente como o de um guerreiro vitorioso.

3 Agora, solte lentamente o ar com uma respiração suave, profunda e contínua, ouvindo o som sutil e sibilante "raaa" que a respiração que sai faz. Os músculos abdominais devem estar naturalmente mais contraídos do que durante a inalação. A exalação deve ser duas vezes mais longa do que a inalação. Esta é uma rodada da respiração *Ujjayi*.

4 Faça cinco rodadas e aumente duas rodadas por semana até chegar a vinte.

Dominando a arte da Ujjayi

Para entender melhor a sensação da *Ujjayi*, experimente soltar o ar pela boca e sussurrar um longo som "raaa", sentindo como a respiração cria uma sensação reconfortante ao longo da parte de trás da traqueia. Agora, feche a boca enquanto emite esse som e, lentamente, inspire com a mesma sensação na garganta, soltando então o ar pelo nariz com o mesmo som interno uniforme "raaa".

PRÁTICA DE PRANAYAMA

Bhastrika Pranayama: Respiração do Fole

Esta revigorante técnica de respiração – conhecida como "Respiração do Fole", pois fazemos o diafragma do corpo bombear como o fole que o ferreiro usa para soprar ar sobre o fogo – exerce um efeito purificador e energizante no corpo. Ela não apenas purifica os *nadis* mas também ajuda na ativação do *manipura chakra* e otimiza o fluxo de *kundalini*, na preparação para a meditação. Ela oxigena e purifica a corrente sanguínea e faz com que você fique novamente em equilíbrio com o seu corpo. Ela também intensifica o funcionamento ideal das glândulas.

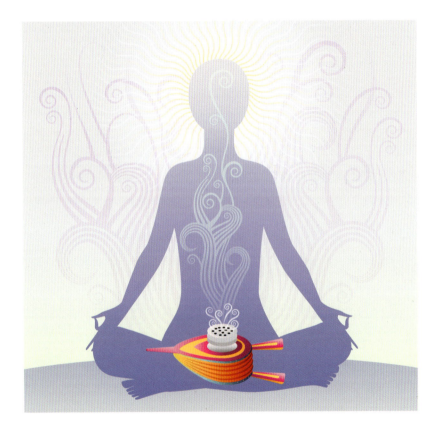

A Prática do Bhastrika Pranayama

1 Sente-se na postura de meditação confortável que você escolheu (ver pp. 52-7). Feche os olhos e relaxe o corpo.

2 Coloque a mão direita em *Vishnu Mudra* (ver p. 86), dobrando os dedos indicador e médio para dentro da palma, e feche a narina direita com o polegar direito.

3 Inspire e solte o ar vigorosamente dez vezes pela narina esquerda, de modo que as expulsões de ar se sigam umas às outras em rápida sucessão. Isso fará com que o abdômen se mova para dentro e para fora numa ação de puxar e empurrar.

4 Em seguida, inspire e solte o ar longa e profundamente pela narina esquerda.

5 Agora feche a narina esquerda com os dedos, solte o polegar da narina direita, e inspire e solte o ar, rapidamente, dez vezes.

6 Em seguida, inspire e solte o ar longa e profundamente pela narina direita.

7 Libere o *Vishnu Mudra* e leve novamente a mão ao joelho.

8 Dê seguimento à respiração do fole inspirando e soltando o ar rapidamente através das duas narinas durante dez respirações.

9 Feche novamente a narina esquerda com os dedos indicador e mínimo, inspire profundamente pela narina direita e prenda a respiração pelo tempo que for confortável sem fazer esforço, inclinando o queixo na direção do tórax para aplicar o *Jalandhara Bandha* (ver p. 61) e também aplicando o *Mula Bandha* (ver p. 60). Volte a atenção para o *muladhara chakra* (ver p. 38) na base da coluna, onde repousa *kundalini*.

10 Libere lentamente o *Jalandhara Bandha*, em seguida o *Mula Bandha*, e solte lenta e suavemente o ar pela narina esquerda. Libere o *Vishnu Mudra*.

Bhramari Pranayama: Técnica de Respiração da Abelha

Durante o estágio da exalação deste exercício respiratório, é emitido um som de zumbido como o de uma abelha; o termo sânscrito *bhramari* significa "grande abelha". A prática regular dessa respiração, com o uso desse som reconfortante, ajudará rapidamente a acalmar os seus pensamentos e nervosismo, e ela promove a concentração, preparando-o para a meditação profunda a fim de colocá-lo em contato com o seu verdadeiro senso do eu, promovendo assim um profundo sentimento de paz interior.

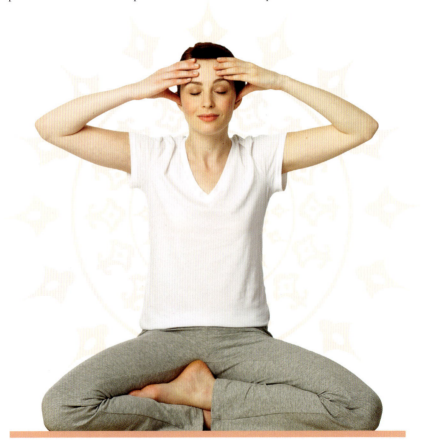

A Prática do Bhramari Pranayama

1. Sente-se na postura de meditação confortável que você escolheu (ver pp. 52-7). Feche os olhos, relaxe o corpo e descanse as mãos nos joelhos em *Jnana Mudra* ou *Chin Mudra* (ver pp. 58-9).

2. Inspire profundamente pelo nariz, usando a respiração *Ujjayi* (ver pp. 98-9), criando um moderado efeito de sucção na garganta e sentindo uma sensação de frescor nessa área. Visualize que você está arrastando essa corrente fresca de energia da base da sua coluna para o alto da coluna.

3. Prenda a respiração, aplique o *Jalandhara Bandha* (ver p. 61), leve a atenção concentrada para o olho espiritual, o ponto médio entre as sobrancelhas, e feche os ouvidos com os polegares pressionando as aurículas, enquanto descansa os dedos de cada mão na testa.

4. Depois de cinco segundos, simultaneamente libere o *Jalandhara Bandha*, retire as mãos da testa (enquanto mantém os ouvidos fechados), e lentamente solte o ar pelo nariz, com a boca fechada, porém com os dentes levemente separados. Enquanto você soltar o ar, emita um som longo, profundo e uniforme, como o de uma abelha. Sinta o som vibrar por todo o seu cérebro, enquanto se concentra no *sahasrara chakra* no alto da cabeça. Quanto mais longa for a exalação com zumbido, mais relaxado você estará propenso a se sentir, mas não force a respiração além da capacidade natural dela.

5. Isso completa uma rodada do *Bhramari Pranayama*. Sente-se quieto com os ouvidos ainda fechados, respire normalmente e concentre-se no som interior, que surge da região do coração. Tenha como objetivo praticar inicialmente cinco rodadas, respirando normalmente uma ou duas vezes entre cada rodada. Com o tempo, você poderá ter o propósito de aumentar a prática para dez rodadas.

Kundalini Pranayama: Nadi Shodhana e o Mantra Om

Executar regularmente esta prática de *pranayama*, que usa a técnica *Nadi Shodhana* (ver pp. 86-7) numa proporção de 3:12:6 junto com o mantra *Om* (ver pp. 130-33), ajuda a despertar a energia na coluna. A vibração ressoante do *Om* nos sintoniza com a nossa verdadeira natureza e realidade superior.

Se você sentir desconforto ao tentar prender a respiração para os 12 *Oms* no Passo 4 (veja à direita), é melhor não praticar por ora este exercício. Em vez disso, passe mais tempo praticando o *Nadi Shodhana*, o que gradualmente aumentará a sua resistência.

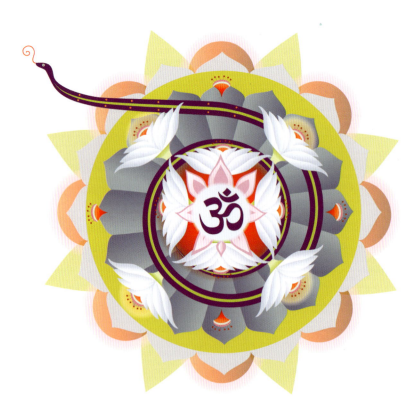

A Prática de Kundalini Pranayama

1. Sente-se na postura de meditação confortável que você escolheu (ver pp. 52-7), feche os olhos e relaxe todo o corpo, respirando profundamente algumas vezes. Inspire profundamente e contraia o corpo inteiro, e em seguida solte o ar, desfaça-se de toda a tensão e relaxe. Coloque as mãos nos joelhos, com as palmas para baixo e os dedos indicadores e os polegares tocando-se levemente em *Chin Mudra* (ver p. 58).

2. Feche os olhos e dirija o olhar interior para o olho espiritual no meio da testa (ver p. 40). Relaxe aqui com a atenção na respiração durante alguns minutos, e depois leve a atenção para o *muladhara chakra* (ver p. 38) na base da coluna.

3. Levante a mão direita e dobre os dedos médio e indicador para dentro da palma, mantendo o polegar, o dedo anular e o dedo mínimo estendidos em *Vishnu Mudra* para praticar o *Nadi Shodhana* (ver p. 86). Feche a narina direita com o polegar direito, solte o ar, e em seguida inspire pela narina esquerda durante uma contagem mental de três *Oms*. Enquanto estiver inspirando, visualize que está atraindo o *prana*.

4. Feche gentilmente a narina esquerda com o dedo anular e o dedo mínimo de maneira que ambas as narinas estejam agora fechadas, e prenda a respiração durante uma contagem mental de 12 *Oms*. Enquanto você prender a respiração, sinta que está enviando para baixo a corrente de energia prânica através da coluna para o *muladhara chakra*, na base da coluna.

5. Liberte o polegar e solte lentamente o ar pela narina direita durante uma contagem mental de seis *Oms*. Enquanto você estiver soltando o ar, sinta uma sensação de calma interior.

6. Agora, permanecendo com a narina esquerda fechada, comece a repetir o processo o inverso: inspire durante três *Oms* pela narina direita, feche as duas narinas e prenda a respiração durante 12 *Oms*, e libere a narina esquerda para soltar o ar através dela durante seis *Oms*. Isso completa uma rodada inteira.

7. Pratique cinco rodadas completas (Passos 3 a 6) com concentração. Depois que terminar, permaneça sentado quieto com a atenção no olho espiritual durante o tempo que conseguir.

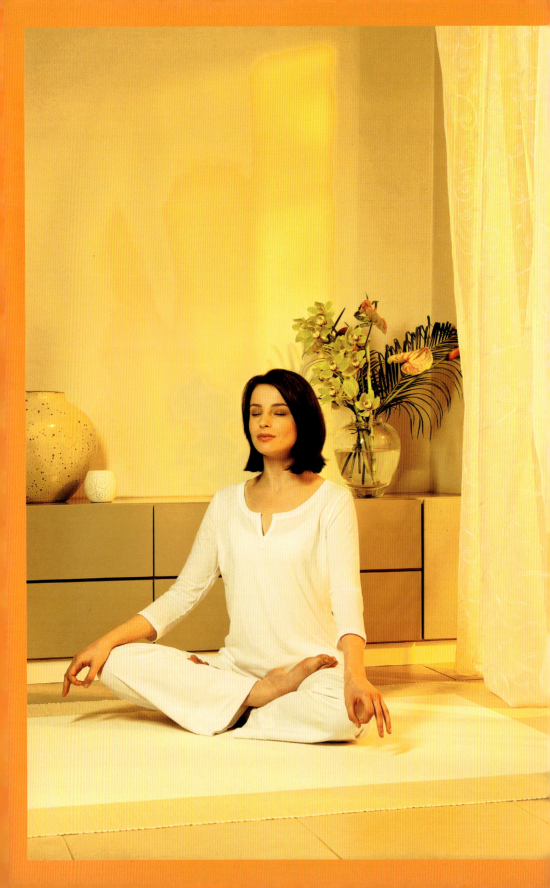

CAPÍTULO 7

PRÁTICA DE MEDITAÇÃO

VIVENCIANDO A BEM-AVENTURANÇA DA SUA VERDADEIRA NATUREZA DIVINA

Como é discutido em todo este livro, a meditação é a ferramenta ideal para acentuar um sentimento de calma, realização e bem-estar na sua vida, e a única maneira de você vir a conhecer a sua verdadeira natureza divina, que é *Sat-Chit-Ananda* – sempre consciente, sempre existente e sempre nova.

As práticas de meditação deste capítulo foram meticulosamente escolhidas na tradição do Kriya Yoga (ver p. 12) para ajudá-lo a avançar em direção a essas metas valiosas.

Primeiramente, vamos explorar as principais maneiras de concentrar a mente para a meditação. Em seguida, vamos apresentar uma gama de exercícios que irão ajudá-lo a focalizar a concentração, despertar a energia dentro da coluna vertebral, sintonizar-se com os seus *chakras* para promover um fluxo de *prana* mais intenso, e envolver-se com a sua respiração natural em reconhecimento do fato de que você está, em essência, em harmonia com o universo. Finalmente, vamos apresentar a arte e a prática da Meditação Yogue da Suprema Bem-Aventurança – a principal prática à qual todos os exercícios deste livro vêm conduzindo.

Se você puder fazer o maior número possível dessas práticas de meditação com a maior frequência possível – pelo menos três vezes por semana – logo estará vivenciando uma profunda alegria na vida que independe inteiramente do mundo exterior.

Concentrando a Mente

Concentrar a mente para uma meditação eficaz significa não permitir que ela fique inquieta ou espalhada em todas as direções, mantendo-a, em vez disso, num único ponto de foco. A concentração em si é um estreitamento do campo de atenção, tornando a mente unidirecional.

Na nossa era tecnológica atual, acelerada, as coisas frequentemente tendem a ser orientadas em direção à ação externa e à busca constante em vez de à reflexão interna. Desse modo, o mundo mantém a nossa mente e os nossos sentidos continuamente ativos e ocupados, e podemos facilmente perder qualquer senso da nossa verdadeira identidade ou da nossa meta espiritual na vida.

A meditação é como um pássaro. Precisa de duas asas igualmente fortes para voar: a constante conscientização da meta espiritual da vida de um lado – a compreensão de que a nossa verdadeira natureza interior é divina – e uma mente focada do outro. Enquanto você não tiver treinado a mente para ficar livre do hábito de continuamente se deslocar para fora, você fará pouco progresso na meditação.

Segue-se um conhecimento básico a respeito de várias das ferramentas mais eficazes para concentrar a mente a fim de intensificar a sua prática de Meditação Yogue, bem como a sua qualidade de vida em geral. As principais técnicas são as seguintes:

- Respiração – no yoga, a respiração é a ferramenta mais comumente usada para concentrar a mente. Pense no que acontece quando você se concentra intensamente para ouvir um sussurro; a sua respiração para. Isso mostra que a nossa mente e respiração são inseparáveis.
- Visualização – na visualização, o sentido, o objeto e a mente são reunidos para formar uma imagem interna na qual a mente possa se concentrar.
- Mantras e entoação – os mantras são sons sagrados que têm um poderoso efeito sobre nós por concentrar a nossa energia mental; entoar mantras conduz a mente para dentro para uma concentração focada.
- Olhar fixo – a concentração num objeto como a chama de uma vela, um símbolo *Om* ou a imagem de um mestre espiritual concentra a mente no interior.

Abrindo o coração

O amor é o estado mais elevado e a meta final da realização espiritual. Por conseguinte, faz sentido que você tenha que abrir o coração e também concentrar a mente durante a Meditação Yogue. Sem amor e devoção, a sua prática de meditação seria mecânica, árida e de pouco valor. Praticar a meditação com amor e devoção pode levar a mente além do mero conhecimento intelectual para uma experiência do eu jubiloso, que constitui a verdadeira sabedoria. O amor é o divino dentro você. O amor é a sua fonte e potencial interiores. O amor é a sua verdadeira natureza.

Então como você pode cultivar o amor? Pense num jardim: para cultivar flores, você precisa primeiro criar um espaço. O mesmo acontece com o amor; primeiro, você precisa eliminar do coração as intrincadas ervas daninhas do desejo, do apego, da raiva, da ganância e do medo. O solo do seu coração precisa então ser regado e fertilizado por meio do cultivo da compaixão, do interesse e do entendimento por todos. Em seguida, quando os delicados brotos do serviço e da devoção germinam, você precisa mantê-los livres dos insetos do egoísmo interesseiro.

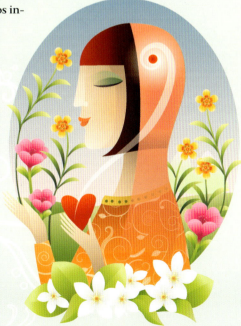

Assim como você só consegue ver a lua por meio de raios refletidos do sol, do mesmo modo, você só pode ver o divino por meio de raios de amor. Ao abrir o seu coração e cultivar dentro de você o amor divino, as nuvens escuras se dispersam. Você então reconhecerá que a mesma divindade reside tanto nos outros quanto em você.

Respiração

Uma maneira altamente eficaz de manter a mente no momento presente é dar a ela o objetivo mental de observar a respiração, que está constantemente fluindo para dentro e para fora das suas narinas.

Você pode se concentrar na respiração concentrando a atenção no subir e descer do abdômen, ou na expansão e contração da caixa torácica, enquanto inspira e solta o ar. A Respiração Yogue Completa (ver pp. 96-7) pode ajudar com a conscientização desse movimento.

Alternativamente, pode ser útil concentrar-se na sensação da respiração no ponto onde ela entra nas narinas. Esta é, por exemplo, a base da técnica *Hong Sau* (ver pp. 122–25). Nessa meditação, você observa os espaços que ocorrem naturalmente entre as respirações, nos quais a mente fica muito quieta. Ao unir a mente com a respiração dessa maneira, a mente começará a permanecer concentrada no momento presente.

Existem muitas outras maneiras de trabalhar com a respiração, como contar um certo número de inalações e exalações, e visualizar a respiração dirigindo-se para determinadas partes do seu corpo, mas todas as técnicas respiratórias funcionam baseadas na mesma premissa de dar à mente um objetivo específico no qual se concentrar.

Visualização

A visualização é uma poderosa ferramenta para ajudá-lo a focalizar a mente para a meditação, seja trazendo à mente uma cena tranquila, uma representação visual do seu *prana* ou *chakras*, um guia espiritual ou qualquer outra imagem positiva, pois ela transporta a sua mente para uma cena particular e possibilita que ela se situe lá, com uma intenção positiva.

É importante estar o mais relaxado possível quando você usar a visualização. Crie na mente as imagens relevantes o mais vividamente que você puder. Preste atenção a cada detalhe. Quanto mais realista a visualização, melhores os resultados que você obterá. Mas lembre-se de que as pessoas recebem imagens de diferentes maneiras. Por exemplo, você pode receber as suas impressões por meio de sensações físicas, emoções ou pensamentos em vez de imagens. Portanto, não descarte a sua impressão porque não consegue "ver" as imagens. A sua visualização é válida, independentemente da forma que a experiência possa assumir. Por exemplo, sentir o calor do sol na pele, ou sentir uma luz de cura impregnando as células do seu corpo pode ser tão útil quanto visualizar a cor e a luz. Exemplos dentro das práticas de meditação nas páginas que se seguem que envolvem a visualização são *Tratak* (ver p. 113), no qual você imagina a chama de uma vela na sua mente no Passo 3; e *Jyoti Mudra* (ver pp. 128-29), no qual é pedido que você veja a luz interior do olho espiritual.

Simples visualização para acalmar e concentrar a mente

Você pode usar esta simples visualização em qualquer ocasião que os seus pensamentos pareçam dispersos e você queira voltar ao momento presente. Sentado relaxado num lugar calmo e tranquilo, comece a respirar profundamente algumas vezes para trazer a mente para o momento presente. Visualize-se caminhando descalço numa praia. É final de tarde, e a areia branca ainda tem o calor dos raios de sol. Em cima, a cor do céu está esmorecendo e se tornando azul-escura. Quando o sol começa a se pôr, o horizonte fica riscado com tons de laranja, vermelho e roxo. Ouça as ondas vindo do mar e quebrando na areia branca, espumando e borbulhando em volta dos seus pés. Sinta a areia molhada e tépida entre os seus dedos dos pés. Sinta o cheiro da água salgada. Sinta na pele a brisa suave que vem do mar. Ouça o grito distante de uma gaivota. Uma grande rocha ergue-se à sua esquerda. Caminhe lentamente na direção dela, sente-se nela e feche os olhos. Você tem uma forte sensação de paz e tranquilidade no momento presente, um sentimento de estar conectado com a toda a vida. Desfrute essa paz interior e permaneça imerso nela o máximo que puder.

Mantras e Entoação

Recitar um mantra é uma das maneiras mais poderosas de concentrar a mente. Derivado do sânscrito para "aquilo que protege ou libera a mente", o mantra é um som único e sagrado (letra, sílaba, palavra ou frase) que possui uma energia radiante, capaz de transformar a mente.

Assim como um tecido branco adquire a cor da tintura em que é mergulhado, a mente absorve as qualidades da vibração de som sagrado do mantra que é recitado. Quer eles sejam pronunciados mentalmente, sussurrados ou entoados em voz alta, os mantras ajudam a interiorizar a mente e têm a capacidade de transformar a consciência de quem os recita.

A prática de recitar um mantra é chamada de *japa* (repetição). Quando você pratica corretamente, com bastante atenção, *japa* gradualmente acalmará e integrará a sua mente, de maneira que a sua atenção vibrará com o mantra. Isso o conduz naturalmente a um estado de quietude mais profundo na meditação, no qual você vai além da mente para repousar na sua verdadeira natureza divina.

Quando os mantras são entoados em voz alta, as vibrações rítmicas produzidas pela repetição deles regulam as vibrações oscilantes dos cinco revestimentos (ver pp. 30-3). É melhor que essa entoação comece em voz alta e depois gradualmente esmoreça, até se desvanecer numa entoação interna silenciosa.

A origem de todas as vibrações sonoras, e provavelmente o mantra mais famoso, é a Vibração e Poder Divino Criativo Primordial, conhecido como *Om* ou *Aum* (ver p. 117). A sincera repetição de *Om* produz ondas de pensamento que correspondem àquelas da realidade suprema. Usar os mantras seminais relacionados com cada um dos sete *chakras* (ver pp. 118-19) intensifica a concentração e os níveis de energia. O mantra *Hum* (pronuncia-se "rum") (ver pp. 120-21) intensifica e protege o poder de todos os outros mantras, e ele possui também uma energia flamejante que destrói a negatividade. E o mantra *Hong Sau* (ver pp. 122-25) acalma a mente e ajuda a despertar a energia nos seus *chakras*. Seja qual for o mantra utilizado, ele ajudará a mente a se voltar para dentro e, portanto, a se tornar muito mais calma.

Contemplação Fixa

O exercício de concentração que se segue, conhecido como *Tratak*, pode ser feito a qualquer hora. Ele estabiliza a mente errante e aumenta a força de vontade. A palavra sânscrita *Tratak* significa "contemplar continuamente um objeto sem piscar". Neste caso, sugiro contemplar uma chama, mas você pode usar qualquer outro objeto com associações positivas.

1 Sente-se numa postura de meditação confortável num local escurecido, com uma vela acesa mais ou menos à distância de um braço de você, aproximadamente na altura do tórax.

2 Concentre o olhar e o foco mental no ponto médio da chama, onde ela é mais brilhante, pelo maior tempo possível, sem piscar, até que os seus olhos comecem a ficar cansados. No início, pratique apenas durante um minuto; depois, com o tempo, vá aumentando para alguns minutos.

3 Encerre, fechando os olhos e visualizando a chama, internamente, no espaço entre as sobrancelhas, durante um minuto. Em seguida, repita todo o processo mais duas vezes. Ao terminar a prática, esfregue as palmas das mãos uma na outra até que elas fiquem aquecidas. Coloque-as sobre os olhos para relaxá-los e confortá-los. Depois, quando você se sentir pronto, baixe as mãos.

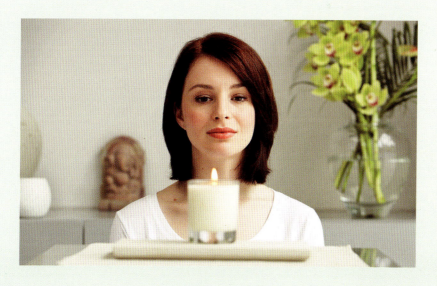

PRÁTICA DE MEDITAÇÃO

Maha Mudra: Despertando a Energia na Coluna Vertebral

Quando praticada adequadamente, a poderosa técnica *Maha Mudra* (que significa "grande gesto" em sânscrito) do Hatha Yoga não apenas proporciona uma gama de benefícios físicos, como estimular a digestão e reduzir a prisão de ventre, como também equilibra e abre o *ida nadi* e o *pingala nadi* (ver pp. 44-5), incitando a força vital a fluir para cima no *nadi* central, o *sushumna*.

Quando o dedão do pé direito é segurado no Estágio 1 do *Maha Mudra* (veja à direita), o *pingala nadi* é aberto e ativado. E quando o dedão do pé esquerdo é segurado no Estágio 2 (ver p. 116), o *ida nadi* é aberto e ativado. Quando ambos os dedões são puxados simultaneamente no Estágio 3, a coluna se torna magnetizada com o *prana* que flui no *sushumna*, o que conferirá uma maior conscientização e concentração à sua meditação.

NOTA: A versão do *Maha Mudra* apresentada nas páginas 115-17 inclui uma posição de joelho levemente modificada com relação à versão tradicional do Hatha Yoga porque não requer uma rotação. Se você tiver quaisquer problemas no joelho, talvez ache mais fácil praticar essa postura.

Benefícios dos bandhas

Os dois bandhas – o *Mula Bandha* e o *Jalandhara Bandha* (ver pp. 60-1), que fazem parte do *Maha Mudra*, retêm energia na coluna, de modo que a energia pode ser dirigida para cima em direção aos centros superiores do cérebro, o que promove uma sensação aumentada de vitalidade e equilíbrio.

MAHA MUDRA: DESPERTANDO A ENERGIA NA COLUNA VERTEBRAL

Estágio 1

1. Sente-se ereto com a cabeça, o pescoço e a coluna alinhados e as pernas estendidas à sua frente. Flexione a perna esquerda com o joelho apontando para a frente e sente-se sobre o pé esquerdo, com o calcanhar pressionado contra o períneo (entre os órgãos genitais e o ânus) formando um bloqueio anal (*Mula Bandha*; ver p. 60). Respire com a respiração *Ujjayi* (ver pp. 98-9) se você estiver familiarizado com ela; caso contrário, respire normalmente.

2. Flexione o joelho direito e coloque o pé estendido no chão. Em seguida, entrelaçando os dedos das mãos, estenda o corpo para a frente, coloque as mãos em volta do joelho direito e puxe a coxa contra o tórax, ou o mais próximo dele que você conseguir. Mantenha a coluna ereta nessa posição, inspire lentamente enquanto conta até dez ou 15 e sinta que está atraindo uma corrente fresca de *prana* que sobe pela sua coluna.

3. Em seguida, prendendo a respiração, estenda a perna direita à sua frente, curve-se para a frente e, com as mãos entrelaçadas, segure o dedão o pé e puxe-o delicadamente, de modo a alongar o tronco para a frente e estender a testa na direção do joelho. Se essa posição for desconfortável, flexione levemente o joelho. O importante é sentir a coluna se alongando e ter uma sensação de energia subindo por ela. Ao fazer isso, leve o queixo na direção do pescoço para aplicar o bloqueio da garganta (*Jalandhara Bandha*; ver p. 61), e com a atenção no olho espiritual, ou *ajna chakra*, entre os olhos (ver p. 40), entoe Om, mentalmente, de seis a 12 vezes. Sinta uma sensação de energia subindo pela sua coluna e pulsando no seu olho espiritual, irradiando ondas de bem-aventurança por todo o cérebro.

PRÁTICA DE MEDITAÇÃO

4 Libere o bloqueio da garganta, mova as mãos entrelaçadas para pouco abaixo do joelho direito e puxe o joelho de volta contra o tórax, enquanto solta lentamente o ar durante uma contagem de dez a 15. Com a atenção na coluna, sinta que está atraindo uma corrente tépida de energia que desce através dela.

Estágio 2

Agora, troque o lado e repita o Estágio 1, começando por se sentar sobre o pé direito e puxando o joelho esquerdo para o tronco com as mãos entrelaçadas.

Estágio 3

1 Sente-se na posição ereta com os joelhos flexionados e coloque as mãos (com os dedos entrelaçados) em volta dos joelhos, puxando as coxas contra o tronco. Inspire lentamente enquanto conta até dez ou 15, sentindo que está atraindo uma corrente fresca de *prana* que sobe pela sua coluna.

2 Agora, prendendo a respiração, estenda as pernas juntas à sua frente, segure os dedões dos pés com as mãos entrelaçadas e puxe-os, alongando o tronco para a frente e sentindo o alongamento na coluna. Aplique novamente o bloqueio da garganta e leve a testa na direção dos joelhos. Nesse meio-tempo, concentre a atenção no olho espiritual, entre as sobrancelhas, e entoe mentalmente *Om* de seis a

MAHA MUDRA: AWAKENING ENERGY IN YOUR SPINE

12 vezes. Você poderá sentir uma sensação de energia subindo pela coluna seguida por uma pulsação no olho espiritual, o que resulta em ondas de bem-aventurança irradiando-se por todo o cérebro.

3 Libere o bloqueio da garganta e solte lentamente o ar enquanto conta até dez ou 15. Mantendo a atenção na coluna, veja se consegue sentir uma corrente tépida de energia prânica fluindo para baixo pela coluna. Em seguida, puxando os joelhos com as mãos entrelaçadas, leve os joelhos e coxas de volta contra o tronco. Relaxe e retome a respiração normal.

Esses três estágios completam uma rodada do *Maha Mudra*. Execute três rodadas completas. À medida que você progredir nesta prática, poderá aumentar o número de rodadas para 12.

Significado e pronúncia de Om

O som vibratório primordial *Om* (ver também pp. 130-33), quando entoado, ajuda a despertar a energia na coluna vertebral e a estimular as células cerebrais. Quando a palavra soa, ela é *Om*. Neste exercício, a pronúncia correta de *Om* é como uma longa e arrastada versão da palavra "com" sem se pronunciar o "c". Enfatize igualmente os sons "o" e "m", e encerre com o som "mmm". No entanto, ele também é ocasionalmente escrito como *Aum*. Os três sons separados das letras, nesta variação, representam os três estados de consciência, bem como a trindade divina de Brahma, Vishnu e Shiva.

A Entoação dos Mantras Bija: Despertando os Chakras

Como foi examinado na página 112, a entoação é uma maneira eficaz de intensificar a energia em todo o corpo, bem como de concentrar a mente. A prática de meditação na página ao lado ativa os *chakras* usando a vibração sonora dos mantras particulares associados a cada um deles. Esses mantras são conhecidos como *bija* ou mantras seminais. Cada mantra "seminal" desembaraça o seu próprio *chakra* de quaisquer bloqueios para que ele possa funcionar com eficácia, possibilitando que você alcance um estado meditativo mais profundo. São apresentados abaixo os mantras seminais e as notas musicais (caso você opte por cantá-los) para os seis primeiros *chakras*. O sétimo *chakra*, o *sahasrara chakra* (coroa) não está incluído, já que os outros seis precisam ser desobstruídos primeiro para que você possa ter acesso à inefável experiência do sétimo *chakra*. É importante pronunciar todos os mantras da lista que contêm um "a" com um longo som "aaa".

CHAKRA	LOCALIZAÇÃO	MANTRA SEMINAL	NOTA MUSICAL
AJNA	testa	Om	Fá
VISHUDDHI	garganta	Ham	Mi bemol
ANAHATA	coração	Yam	Ré
MANIPURA	umbigo	Ram	Si bemol
SVADHISTHANA	área genital	Vam	Lá
MULADHARA	base da coluna vertebral	Lam	Sol

A PRÁTICA DOS MANTRAS BIJA

1. Sente-se na postura de meditação confortável que você escolheu (ver pp. 52-7) com a cabeça, o pescoço e a coluna alinhados. Feche os olhos.

2. Leve a atenção para o *muladhara chakra*, situado na base da coluna. Inspire profundamente e, enquanto solta o ar, entoe repetidamente, em voz alta, o mantra *bija* "Lam". Sinta o mantra vibrar no *chakra* enquanto você entoa "Lam, Lam, Lam" durante toda a exalação.

3. Em seguida, leve a atenção para o segundo *chakra*, o *svadhisthana*, situado na área genital. Inspire profundamente e, enquanto solta o ar, entoe o mantra *bija* "Vam". Sinta o mantra vibrar no *svadhisthana chakra*.

4. Lentamente, vá progredindo ao longo dos outros *chakras* conforme a tabela ao lado, entoando o mantra seminal correspondente e sentindo a vibração no centro do *chakra* relevante cada vez que você fizer isso.

5. Uma vez que você tenha completado a sua entoação, concentre-se no *ajna chakra*, e comece a percorrer a lista na ordem inversa, entoando novamente cada mantra seminal enquanto se concentra na área do *chakra* relacionado. Comece com "Om" pela segunda vez no *ajna chakra*, e termine com "Lam" no *muladhara chakra*.

Entoando mentalmente o mantra bija

Você também pode fazer o exercício acima entoando mentalmente o mantra seminal. Entoar internamente os mantras ao longo dos *chakras* coloca mais ênfase no efeito calmante e meditativo da prática, enquanto entoá-los em voz alta enfatiza mais o lado vibrante e energizante dela.

A Entoação do Mantra Hum: Intensificando o Prana

Dizem que o deus hindu, o Senhor Shiva, usava o mantra *Hum* (pronuncia-se "ruum") para projetar fogo do seu terceiro olho a fim de queimar os desejos e a negatividade. Este mantra, portanto, confere a energia e o poder do fogo a todos que o entoam ao ajudar a intensificar o *prana* no corpo e a ativar a poderosa força vital conhecida como *kundalini*. Isso ajuda a combater quaisquer sentimentos negativos, e também atenua a fadiga e a letargia.

No exercício que se segue, o mantra *Hum* é entoado depois do mantra seminal de um dos *chakras*, a fim de intensificar a energia dele. Em seguida, ao adicionar *Om* no início de um mantra seminal, você pode torná-lo ainda mais eficaz para abrir a mente para a meditação profunda. O exercício na página ao lado pode ser feito depois do exercício do mantra *bija* (ver p. 119) ou como uma técnica isolada.

CHAKRA	LOCALIZAÇÃO	MANTRA	NOTA MUSICAL
AJNA	testa	Om Ksham Hum	Fá
VISHUDDHI	garganta	Om Ham Hum	Mi bemol
ANAHATA	coração	Om Yam Hum	Ré
MANIPURA	umbigo	Om Ram Hum	Si bemol
SVADHISTHANA	área genital	Om Vam Hum	Lá
MULADHARA	base da coluna vertebral	Om Lam Hum	Sol

A prática do mantra Hum

1. Sente-se na postura de meditação confortável que você escolheu (ver pp. 52-7) com os olhos fechados e a atenção voltada para o ponto entre as sobrancelhas, conhecido como olho espiritual.

2. Transfira a atenção para o *muladhara chakra*, na base da coluna, e entoe em voz alta o mantra "Om Lam Hum" de seis a nove vezes, sentindo-o ressoar no local desse *chakra*. Sente-se tranquilamente e continue a sentir a vibração do mantra mesmo depois de ter efetivamente parado de entoá-lo.

3. Em seguida, transfira a atenção para o *svadhisthana chakra* na área genital, e entoe em voz alta o mantra "Om Vam Hum" de seis a nove vezes, sentindo-o ressoar lá. Uma vez mais, fique sentado tranquilamente e sinta a vibração do mantra depois de ter encerrado efetivamente a entoação.

4. Lentamente, vá progredindo ao longo dos outros *chakras* mostrados na tabela ao lado, entoando a cada vez o mantra correspondente, e sentindo a vibração na localização do *chakra*. Faça sempre uma pausa para um breve silêncio entre cada mantra.

NOTA: Lam, Vam, Ram, Yam, Ham e Ksham devem ser entoados com um longo som "aaa". *Om* deve ser entoado como "ong" (com o "g" final quase inaudível). Hum deve ser entoado como "ruum".

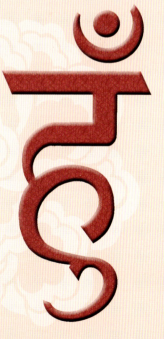

Meditação Hong Sau: Eu Sou Ele, o Absoluto

Hong Sau (pronuncia-se "Hong Só") é um antigo mantra sânscrito para acalmar a mente e aprofundar a concentração. A repetição desse mantra aquieta os pensamentos agitados, afasta a mente dos sentidos e acalma o *prana* no corpo. *Hong Sau* significa "Eu sou Ele" ou "Eu, o eu manifesto, sou Ele, o Absoluto". Ao repetir internamente *Hong Sau* em harmonia com a respiração durante a meditação – *hong* na inalação e *sau* na exalação – você confirma que o eu individual é um só com o Espírito Infinito.

    Hong Sau é considerado como sendo o som sutil, natural, da respiração:

- *Hong* vibra com a inalação, representando a contração da consciência, e corresponde à corrente ascendente do *ida nadi* (ver pp. 44-5)
- *Sau* vibra com a exalação, representando a expansão da consciência na unidade pura e corresponde à corrente descendente do *pingala nadi*.

    Ao longo de 24 horas, dizem que a respiração flui para dentro e para fora 21.600 vezes num mantra contínuo de *Hong Sau*. No yoga, essa contínua recitação subconsciente é chamada de *ajapa-japa*, enquanto *japa* é o termo usado para descrever a recitação mental consciente na técnica que se segue.

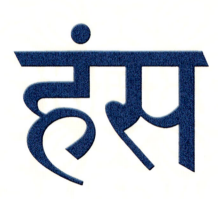

Preparação para o Hong Sau

Além de formar, por si só, uma sequência calmante, os passos abaixo vão preparar o seu corpo e a sua mente para a técnica *Hong Sau* apresentada na próxima página.

1 Sente-se na postura de meditação confortável que você escolheu (ver pp. 52-7) com a cabeça, o pescoço e a coluna alinhados. Inspire profundamente, prenda a respiração e contraia todos os músculos do corpo. Continue a prender a respiração e a contrair os músculos durante alguns segundos e, em seguida, libere-os simultaneamente e relaxe. Repita três vezes o processo de contrair e relaxar.

2 Permaneça relaxado enquanto pratica o que é chamado *Loma Pranayama*: um exercício de três partes com uma proporção igual entre as três fases da respiração, inspirando enquanto conta até 12, prendendo a respiração enquanto também conta até 12, e soltando o ar enquanto conta até 12 (12:12:12). Se isso não estiver dentro da sua capacidade pulmonar, reduza as contagens para seis. Execute a técnica primeiro nove vezes e, gradualmente, vá aumentando ao longo de um período até chegar a 27 rodadas.

3 Concentre agora a atenção relaxada no ponto entre as sobrancelhas (o olho espiritual, ou *ajna chakra*; ver p. 40). Abandone todos os pensamentos e concentre-se totalmente no momento presente. Ponha as mãos nos joelhos, com as palmas voltadas para cima, em *Chin Mudra* (ver p. 58), feche os olhos colocando o foco na respiração natural, enquanto inspira e solta o ar, inspira e solta o ar.... Se a sua mente devanear, traga-a delicadamente de volta à prática de observar com atenção a respiração.

Técnica Hong Sau

1 Agora, com o corpo e a mente tranquilizados, e de olhos fechados, eleve delicadamente o olhar para o ponto entre as sobrancelhas e contemple calmamente o seu olho espiritual, ou *ajna chakra* – a sede da sua intuição e percepção onipresente.

2 Sinta o fluxo da respiração natural que entra e sai pelas suas narinas e tente determinar o ponto onde ela parece mais forte. Uma vez que você tenha encontrado esse ponto (geralmente na parte interna da ponta do nariz), observe o ar que passa por ele com precisão, uma fração de segundo depois da outra. Dessa maneira, o resultado será uma atenção contínua.

3 Comece a sentir a sensação do ar mais alto nas narinas, chegando ao ponto entre as sobrancelhas, e concentre-se nessa área. À medida que a sua concentração for se aprofundando, a respiração começará a ficar mais lenta, e você será capaz de se concentrar mais claramente nela, com menos interrupções.

4 Inspire profundamente, e depois solte lentamente o ar. Enquanto a inalação seguinte flui naturalmente para dentro das suas narinas, sinta o ar onde ela entra, e com o seu foco interior, acompanhe mentalmente a respiração com o mantra *Hong*. Imagine que a própria respiração está emitindo esse som.

5 Enquanto a respiração flui naturalmente para fora, siga-a com o mantra (*Sau*) (pronuncia-se "só"). Uma vez mais, sinta que a sua respiração sutil está em silêncio emitindo espontaneamente o som.

6 Continuando a se concentrar no olho espiritual, entre as sobrancelhas, acompanhe mentalmente cada inalação com o mantra *Hong*, e cada exalação com o mantra *Sau*. Quando a mente se reunir com o fluxo da respiração, você será capaz de verdadeiramente vivenciar o momento presente.

7 À medida que aprofundar esta prática, você poderá notar que existe um espaço de pausa natural, um ponto de completa quietude, entre cada ina-

lação e exalação. Esse é o espaço do Eu mais profundo. Concentre suavemente a atenção nessas pausas. À medida que a sua mente for se tornando mais calma, observe os espaços se estendendo e desfrute a experiência da expansão enquanto contempla interiormente o seu olho espiritual. Depois, quando a respiração retornar naturalmente, continue com a prática do *Hong Sau* enquanto ela parecer natural, ou, no início, até 15 minutos.

8 Ao terminar, procure manter um sentimento desse espaço interior da sua meditação pelo maior tempo possível, deixando que a calma permeie a sua consciência do dia a dia.

NOTA: É importante não fazer nenhuma tentativa de controlar a respiração durante a técnica do *Hong Sau*. Este não é um exercício respiratório yogue. É apenas uma questão de estar conscientemente atento à respiração, com a concentração no mantra *Hong Sau*.

O olho espiritual da percepção intuitiva

Na meditação profunda, é possível naturalmente ver e vivenciar a luz dourada, azul e branca do olho espiritual, ou *ajna chakra*. Mas enquanto você estiver se esforçando para chegar a esse ponto, talvez queira tentar *visualizá-la* a fim de adicionar outra dimensão à sua meditação:

- Um anel externo de luz dourada representa a energia cósmica.
- Uma esfera de luz azul representa a inteligência onipresente do divino na criação.
- Uma estrela central branco-prateada representa o espírito infinito ou a consciência cósmica, um portal para o infinito.

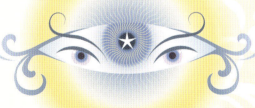

Navi Kriya: Despertando o Prana no Centro do Umbigo

Navi Kriya (pronuncia-se "Nabi Kriya") é uma das técnicas originais do Kriya Yoga, ensinadas por Lahiri Mahasaya, que aprendeu a suprema ciência da meditação do Kriya Yoga com o Mahavatar Babaji, o grande yogue himalaico (ver p. 12).

O propósito dessa técnica de Meditação Yogue é estimular e despertar o *prana* no *manipura chakra*, no centro do umbigo, e fazer com que a energia suba pela coluna em direção ao olho espiritual, ou *ajna chakra*, elevando a sua consciência acima dos *chakras* inferiores para ter acesso a um estado mais meditativo. É essencial que você esteja firme no *ajna chakra* antes que possa ser liberado no *sahasrara*, o *chakra* da coroa no alto da cabeça.

A prática do Navi Kriya

1. Sente-se na postura de meditação confortável que você escolheu (ver pp. 52-7) com a cabeça, o pescoço e a coluna alinhados. Relaxe o corpo inteiro, feche os olhos e leve a atenção por um momento para o ponto entre as sobrancelhas, no olho espiritual, ou *ajna chakra*.

2. Em seguida, leve a atenção para o *muladhara chakra*, na base da coluna, inale lentamente e entoe mentalmente *Om* como se você estivesse enviando a energia do mantra para esse *chakra*.

3. Repita essa entoação interna do mantra *Om* em cada um dos *chakra* ascendentes em sequência, enviando a cada vez a energia para o *chakra*:

- *svadhisthana* – na área genital
- *manipura* – no umbigo
- *anahata* – no coração
- *vishuddhi* – na garganta
- a medula oblonga – o polo negativo do *ajna chakra* (ver p. 40), situada na parte de trás da cabeça, embaixo da base ou retaguarda do cérebro

- o *chakra* do olho espiritual (o polo positivo do *ajna chakra*), que está situado entre as sobrancelhas.

4 Incline lentamente o queixo para baixo na direção do pescoço, formando um bloqueio da garganta (ver p. 61), e leve a atenção para o *manipura chakra* no umbigo.

5 Enquanto você continua a respirar normalmente, entoe mentalmente Om cem vezes para ativar esse *chakra* e levar a energia para cima a partir dos dois *chakras* inferiores: *muladhara* e *svadhisthana*. Geralmente se percebe uma energia calma se reunindo em volta do umbigo; esta é a corrente de *prana* chamada *samana vayu* que orienta o *prana* para o canal sutil *sushumna* (ver p. 44).

6 Mantendo a atenção no *manipura chakra*, e com o olhar interior no ponto entre as sobrancelhas, libere o bloqueio da garganta, eleve o queixo para a posição ereta e incline lentamente a cabeça para trás até onde você conseguir levá-la sem esforço. Veja se consegue sentir a sua energia entrando na área da base do crânio conhecida como medula oblonga, e depois descendo de volta através da coluna até o *manipura chakra* no centro do umbigo.

7 Mantendo a cabeça para trás nessa posição inclinada, entoe mentalmente *Om* 25 vezes, dirigindo a energia do mantra para o contraponto do umbigo na parte de trás da coluna.

8 Agora, eleve lentamente a cabeça para a posição normal e, com concentração, entoe *Om* sucessivamente, uma vez mais, em cada um dos seis *chakras*, desta feita começando no *ajna chakra* e deslocando-se para baixo: nos *ajna, vishuddhi, anahata, manipura, svadhisthana* e *muladhara chakras*.

9 Isso completa uma rodada do *Navi Kriya*. Tenha como objetivo praticar de seis a 12 rodadas, e depois sente-se calmamente durante alguns momentos com a atenção voltada interiormente para o olho espiritual. Ao retomar as suas atividades normais, leve com você esse sentimento natural de quietude e energia interiores que lhe proporcionará força interior para superar as dificuldades e tribulações da vida.

PRÁTICA DE MEDITAÇÃO

Jyoti Mudra: Despertando a Luz Interior

Jyoti Mudra — que significa "gesto de luz" — é uma técnica por meio da qual você pode aumentar o seu sentimento de paz interior e sabedoria concentrando-se na luz interior que se irradia do olho espiritual, ou *ajna chakra* (ver também p. 40). Nos textos yogues, esse *mudra* é geralmente chamado de *Yoni Mudra*, com a palavra sânscrita *yoni* designando o útero da criação porque, assim como o bebê no útero, qualquer pessoa que pratique o *Yoni Mudra* deixa de ser distraída pelo mundo exterior. O *Jyoti Mudra* pode ser praticado a qualquer hora, mas o melhor momento é na calma do período noturno. Este horário é ideal para nos voltarmos para dentro e nos afastarmos do ruído e das distrações da rotina do dia a dia.

ADVERTÊNCIA: Não exerça uma pressão forte sobre os olhos enquanto estiver fazendo o *Jyoti Mudra* — mantenha a pressão leve e delicada para evitar causar algum dano a essa área sensível.

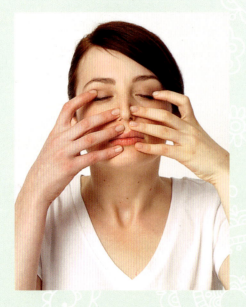

As aberturas dos sentidos no rosto estão fechadas no Jyoti Mudra, com os ouvidos, olhos, nariz e lábios mantidos fechados de uma maneira delicada porém firme.

A prática do Jyoti Mudra

1. Sente-se na postura de meditação confortável que você escolheu (ver pp. 52-7) com a cabeça, o pescoço e a coluna alinhados. Relaxe o corpo inteiro, feche os olhos e leve a atenção para o ponto entre as sobrancelhas.

2. Inspire enquanto conta lentamente até dez ou 12, concentrando-se em sentir uma corrente de *prana* subindo pela sua coluna. Enquanto faz isso, levante os braços até o rosto, com os cotovelos paralelos ao chão e apontando para os lados.

3. No final da inspiração, prenda a respiração e concentre-se em centralizar no olho espiritual o *prana* que você puxou para cima na coluna vertebral (ver p. 40).

4. Coloque os dedos da mão em *Jyoti Mudra*, o que envolve fechar todas as aberturas dos sentidos na cabeça: feche os ouvidos pressionando as aurículas com os polegares; mantenha delicadamente os olhos fechados colocando os dedos indicadores nos cantos das pálpebras; feche as narinas com os dedos médios; e feche suavemente a boca colocando os dedos anulares acima dos lábios e os dedos mínimos abaixo dos lábios (as pontas dos dedos devem estar se tocando).

5. Mantendo o *Jyoti Mudra*, volte o olhar para dentro na direção do olho espiritual e sinta que os seus dedos estão dirigindo o *prana* para lá. Veja se consegue perceber a luz interna dele e deixe-se aglutinar nele.

6. Prendendo a respiração, repita interiormente o mantra *Om*, dirigindo a energia da entoação para o ponto entre as sobrancelhas. Veja se consegue enxergar a luz se reunindo e se intensificando num anel dourado que se expande para circundar uma esfera de luz azul-escura com uma estrela branco-prateada no centro (ver o quadro da p. 125).

7. Em seguida remova os dedos e os polegares das aberturas dos sentidos, mantendo-os descansando delicadamente no rosto para se preparar para outra rodada.

8. Finalmente, solte devagar o ar enquanto conta até dez ou 12, concentrando-se em sentir uma corrente de *prana* descer através da coluna até o *muladhara chakra*.

Isso completa uma rodada do *Jyoti Mudra*. Execute um total de três rodadas. Sente-se em quietude meditativa, desfrutando a experiência reconfortante desse gesto.

O Signifcado de Om

O sagrado mantra sânscrito *Om*, também conhecido como o Som Primordial da Vibração Cósmica, é concebido como representando a energia por trás de toda a criação. Considerado como contendo dentro de si toda a linguagem, letras, sons e outros mantras, essa vibração sonora representa a união com o divino, tornando-a o vínculo entre a consciência humana e a consciência cósmica divina.

A beleza do mantra *Om* é que ele nos proporciona uma representação e experiência concretas (por meio do som) do que, caso contrário, seria um conceito puramente abstrato, difícil de compreender: o conceito do absoluto, da suprema realidade, da consciência cósmica divina ou suprema bem-aventurança, com o qual todos nos esforçamos para alcançar uma união. Em termos yogues, esse estado de união é chamado *samadhi* e é a meta da Meditação Yogue.

Acredita-se que a repetição (*japa*; ver p. 112) de *Om* produza ondas de pensamento que correspondem às da suprema realidade. Portanto, quando ele é entoado com fé, devoção e reverência durante um período prolongado, ele encoraja a conscientização da presença do divino interior. Desse modo, ele é uma via de acesso para o seu verdadeiro Eu divino e contente, uma forma de despertar o seu espírito interior e possibilitar que você se sinta mais conectado e em paz consigo mesmo e com o mundo – com um maior sentimento de clareza, bem-estar e alegria.

No texto sagrado hindu *Upanishad*, o mantra *Om* é descrito como "zumbido resplandecente". Na meditação profunda, esse som interior é tão proeminente que ele abafa todos os sons externos e manifesta os sons internos dos *chakras*, que estão vibrando em diferentes frequências e, por conseguinte, têm diferentes manifestações (veja abaixo). A meditação nas páginas 132-33 lhe dá a chance de experimentá-las.

Os sons dos chakras como ouvidos na meditação

MULADHARA CHAKRA – Como o zumbido das abelhas. Um som vibratório baixo. Quando ouvido de uma maneira menos perfeita, pode soar como um motor ou tambor.

O SIGNIFICADO DE OM

SVADHISTHANA CHAKRA — Como uma flauta. Quando ouvido de uma maneira menos perfeita pode soar como água corrente ou o barulho feito pelas asas de grilos batendo juntas.

MANIPURA CHAKRA — Como um instrumento de cordas como uma cítara ou uma harpa.

ANAHATA CHAKRA — Como o repique de sinos graves ou de um gongo. Quando ouvido com menos perfeição ele soa como sinos tilintantes.

VISHUDDHI CHAKRA — Como o trovão ou o estrondo do oceano. Quando ouvido com menos perfeição pode soar como o vento ou uma cascata.

AJNA CHAKRA (olho espiritual/medula oblonga) — Uma sinfonia de sons, que é *Om*, a origem de todos os sons.

A meditação *Om* que se segue o ajudará a se sintonizar interiormente com o som vibratório da consciência cósmica divina, criando assim um sentimento de quietude interior e unicidade com o mundo à sua volta. É particularmente proveitoso fazê-la durante o período tranquilo do início da noite, quando a sua mente está mais calma e concentrada.

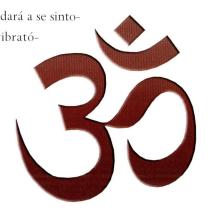

"A palavra sagrada Om expressa o ser supremo. A constante repetição de Om e a meditação sobre o seu significado conduzem ao samadhi."

Yoga Sutras 1:27–28

Meditação Om

Antes de praticar a técnica da meditação *Om*, comece com três rodadas do *Maha Mudra* (ver pp. 114-17), algumas rodadas de *Nadi Shodhana* (ver pp. 86-7) e a técnica *Hong Sau* (ver pp. 122-25) durante 10 a 15 minutos, ou até ter uma sensação de paz interior. É melhor que você tenha estado praticando *Hong Sau* durante pelo menos três meses para ter estabilizado a mente e alcançado níveis mais profundos de concentração antes de praticar regularmente esta meditação *Om*.

1 Sente-se na postura de meditação confortável que você escolheu (ver pp. 52-7) com a cabeça, o pescoço e a coluna alinhados. Coloque os braços num apoio adequado ou sente-se com os joelhos juntos, puxados contra o tórax, e descanse os cotovelos nos joelhos. Os seus braços e ombros deverão estar numa altura confortável, sem forçar as mãos, braços, costas ou pescoço. Quando usar um apoio para o braço, certifique-se de que os seus braços estejam numa posição paralela ao chão com os cotovelos alinhados com os ombros (ver p. 148).

2 Leve as mãos à cabeça e posicione os dedos no rosto em *Jyoti Mudra*: feche os ouvidos pressionando delicadamente as aurículas com os polegares; feche suavemente os olhos colocando os dedos mínimos levemente nos cantos externos de cada pálpebra; e descanse os outros dedos diagonalmente para cima e para dentro na testa para conduzir a energia na direção do olho espiritual ou *ajna chakra*.

3 Mantendo os dedos nessa posição, contemple com profunda conscientização o seu olho espiritual, entre as sobrancelhas. Em seguida, comece a entoar internamente "Om, Om, Om", dirigindo a entoação para o olho espiritual, para que o mantra vibre e ressoe lá. A pronúncia correta de *Om* aqui, o símbolo do Senhor Supremo, é como o da letra "o" fechada, porém prolongado, fechando com o som "mmm". Em outras palavras, ele deve soar como uma versão prolongada da palavra "com" sem se pronunciar o "c". A mesma ênfase deve ser dada aos sons "o" e "m".

4 Enquanto você continua a entoar, procure ouvir no ouvido direito as frequências sonoras sutis dos seus *chakras*, pois o ouvido direito é mais receptivo às vibrações espirituais. Se você ouvir um som marcante como qualquer um dos descritos nas páginas 130-31, concentre totalmente a atenção nele. Se inicialmente você ouvir apenas a sua própria pulsação e respiração, concentre-se então nesses sons. Com o tempo, a sua mente gradualmente se voltará para dentro e ficará calma, de modo que você começará a escutar os sons mais sutis dos *chakras*.

5 À medida que a sensibilidade for se desenvolvendo, é provável que você escute um som mais fraco atrás do primeiro, de modo que você deve transferir a atenção para ele. Logo, é provável que surja um terceiro som atrás do segundo; transfira, portanto, a atenção para ele.

6 Continue descartando cada som mais grosseiro em prol do mais sutil que você escutar. O seu objetivo é entrar em contato com a origem de todo som, relacionado com o seu olho espiritual, ou *ajna chakra* – o Som Vibratório Primordial, *Om*. Embora você esteja entoando mentalmente *Om* para manter a mente interiormente concentrada, isso não deve se tornar uma distração que o afaste da sua principal concentração que é procurar escutar os sons sutis interiores.

7 Em primeiro lugar, procure escutar o som *Om* no ouvido direito e, depois, nos dois ouvidos, até ter a impressão de que ele está vindo do centro do seu cérebro. Depois, sinta-o descer gradualmente para permear cada célula do seu corpo e se expandir para fora. À medida que a sua experiência desse som *Om* se aprofunda, a sua consciência se expande, e você começará a se sentir onipresente, além do ego, da mente, do corpo e dos sentidos.

8 Depois de escutar o som interior da vibração de *Om* de dez a vinte minutos, permaneça sentado durante algum tempo, desfrutando a quietude jubilosa da sua meditação e um sentimento profundo de estar em harmonia consigo mesmo.

Meditação Yogue da Suprema Bem-Aventurança

Esta é a meditação à qual todas as outras práticas de Meditação Yogue deste livro vêm conduzindo, aquela na qual todas as coisas se reúnem. Os *asanas* (posturas) proporcionaram força e estabilidade para que você possa ficar sentado, relaxado e imóvel durante um longo período. As práticas de purificação purificaram os seus canais de energia sutil (*nadis*), ajudando a remover os obstáculos que o impedem de vivenciar e realizar o divino dentro de você. O *pranayama* (técnicas respiratórias) o ajudou a obter domínio sobre a sua mente e controle sobre a sua energia vital interna. As práticas de meditação ajudaram a dirigir a energia para cima, através dos *chakras*, na coluna astral, acalmaram a mente e possibilitaram que você vivenciasse a luz divina interior dentro do seu próprio corpo.

Combinadas, todas as práticas devem ter ajudado a:
- desconectar a sua mente dos sentidos externos e dos objetos sensoriais da distração que eles trazem para a sua consciência
- interiorizar e regular a sua mente e o seu coração por meio da autodisciplina
- dirigir a força vital do seu corpo, ou *prana*, para cima, através da coluna astral, dos *chakras* inferiores para os *chakras* superiores
- concentrar a sua energia no olho espiritual, ou *ajna chakra*, para possibilitar uma experiência do eu divino interior.

O propósito desta última meditação é levar o seu *prana* ao mais elevado dos centros de energia do corpo, conhecido como *sahasrara chakra*, onde a sua alma individual pode verdadeiramente se unir à consciência suprema por meio do processo do *samadhi* (união divina; ver p. 27) – para que você possa vivenciar interiormente aquela alegria e contentamento puros, absolutos e duradouros, que só são alcançados por meio desta meditação.

A prática da Meditação Yogue da Suprema Bem-Aventurança

1. Sente-se na postura de meditação confortável que você escolheu (ver pp. 52-7) com a cabeça, o pescoço e a coluna alinhados. Inspire profundamente pelo nariz. Prenda a respiração e contraia todos os músculos do corpo. Em seguida, com uma profunda exalação dupla pela boca ("ra-raaa"), relaxe o corpo inteiro. Repita um total de três vezes esse processo.

2. Permaneça quieto neste ponto, sentindo a energia fluindo através do seu corpo, e passe alguns momentos silenciosos invocando a presença do divino dizendo internamente algo no estilo de: "Que a graça divina avive o meu corpo, a minha mente e o meu espírito, e inspire, abençoe e guie a minha meditação, enchendo-me com clareza interior, amor, paz e alegria".

3. Feche os olhos e, delicadamente, balance a coluna da esquerda para a direita, mudando o centro da sua consciência do corpo físico e dos sentidos para a coluna astral interior, imaginando-a como um tubo oco repleto de uma energia vital fluente. Tão logo você consiga sentir essa energia sutil, pare de balançar.

4. Concentre o olhar interior no ponto médio entre as sobrancelhas, no centro da sua consciência espiritual chamada de olho espiritual. E conscientize-se do ritmo natural da sua respiração. Não tente controlá-la de nenhuma maneira; apenas conscientize-se de cada respiração enquanto ela flui para dentro e para fora. Observe onde cada inalação e exalação surge e se dissolve.

5. Concentre a atenção na sua própria percepção, como se você estivesse prestando atenção à própria atenção. Ao fazer isso, procure se conscientizar da sua parte que está presenciando a experiência meditativa – o seu verdadeiro eu interior.

6. Agora, inspire profundamente usando a respiração *Ujjayi* (ver pp. 98-9) enquanto conta até dez ou 15, com o ar direcionado para a parte de trás da garganta para que ela se expanda levemente criando um efeito de sucção.

(Se você ainda não estiver se sentindo à vontade com a respiração *Ujjayi*, continue a praticá-la e, por ora, apenas respire normalmente aqui.) Ao inspirar, conscientize-se de uma sensação de frescor na garganta e tente transferir essa sensação para cima, na sua coluna astral, em direção à medula oblonga e, transversalmente, até o olho espiritual.

7 Prenda a respiração neste ponto durante uma contagem de três entoações internas de *Om*.

8 Em seguida, solte lenta e profundamente o ar com a respiração *Ujjayi* (se você estiver familiarizado com ela) enquanto conta até dez ou 15, conscientizando-se da sensação tépida da respiração enquanto ela desce através da coluna do centro da sobrancelha até a base da coluna.

9 Depois, sem fazer nenhuma pausa, comece a inspirar subindo novamente pela coluna. Execute 12 ciclos dessa respiração profunda para cima e para baixo da coluna até sentir que está vibrando e pulsando com energia.

10 Em seguida, deixe que a respiração retorne ao padrão normal e apenas se conscientize da sua energia movendo-se para cima e para baixo, profundamente dentro da sua coluna. Siga o movimento da sua respiração e escute atentamente o som interior que ela emite.

11 Enquanto você estiver inspirando e a energia subindo pela sua coluna, repita internamente *Hong*. Enquanto você estiver soltando o ar e a energia descendo pela sua coluna, repita internamente *Sau*.

12 Com a atenção concentrada ouça o *Hong* em cada inspiração e o *Sau* em cada expiração. Mescle a sua atenção com o fluxo da respiração e identifique-se cada vez mais com a vibração do mantra. Para fazer isso, experimente visualizar o mantra *Hong Sau* como luz ou energia, e sinta-se imerso nele até sentir que se uniu a ele e é abençoado por ele.

13 Afirme mentalmente: "Eu sou espírito, eu sou a pura conscientização do Eu, o Eu sempre Existente, sempre consciente, sempre jubiloso".

14 Depois, permaneça na quietude jubilosa do espaço meditativo que você criou pelo maior tempo que conseguir naturalmente, desfrutando a expansão da consciência e o sentimento de unicidade com o divino.

15 Quando estiver pronto, retorne à respiração normal e conscientize-se gradualmente das sensações no seu corpo físico. Em seguida, junte as mãos na posição de prece diante do coração e agradeça à fonte do poder divino dentro de você — pela graça, bênçãos, energia e poder.

16 Entoe *Om Shanti* (um mantra para a paz) três vezes para enviar paz e amor para todos os seres do universo. Deixe que cada respiração que fluir a partir de você crie uma forte corrente de serviço divino para todos os seres.

17 Abra lentamente os olhos e depois permaneça sentado, quieto, por um breve período, para desfrutar a sensação de paz da sua meditação. Deixe que essa calma e contentamento interiores permeiem a sua consciência do dia a dia.

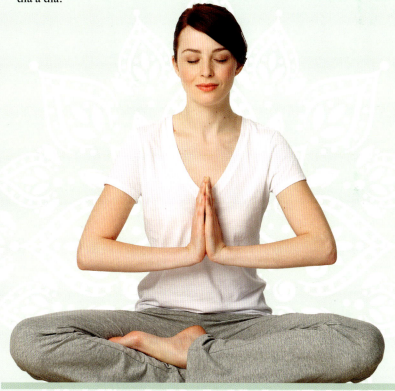

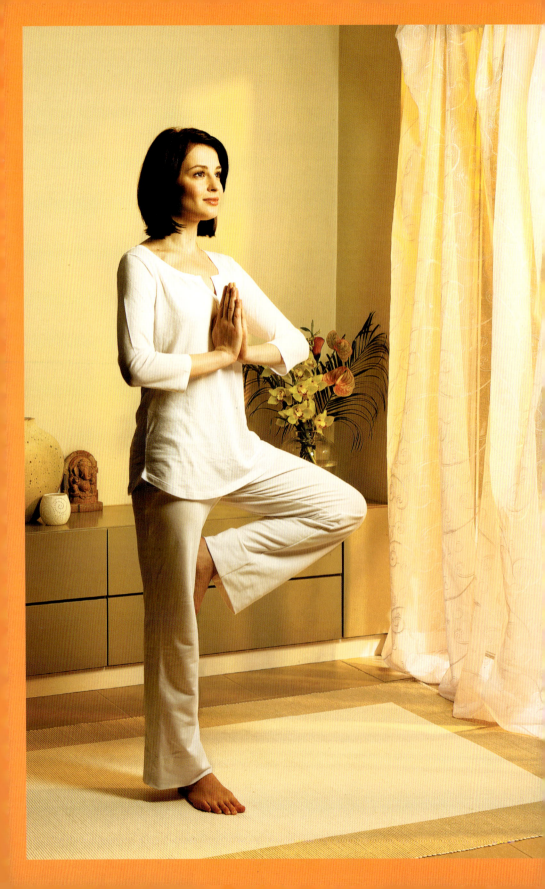

CAPÍTULO 8

DESENVOLVENDO A SUA PRÁTICA

INTEGRANDO A MEDITAÇÃO YOGUE À VIDA DIÁRIA

Você aprenderá neste capítulo a reunir todas as práticas da Meditação Yogue na forma de sessões de diferentes durações – com cinco opções tanto para o período da manhã quanto para o período da noite – para você usar de acordo com as suas necessidades individuais.

Embora seja frequentemente comum, na nossa vida agitada, não dispormos de tanto tempo quanto gostaríamos para praticar yoga e meditação, geralmente existe uma maneira de encaixar pelo menos 15 minutos de prática por dia, quer isso signifique levantar 15 minutos mais cedo ou ir para a cama 15 minutos mais tarde. A sessão mais curta das páginas que se seguem, portanto, tem 15 minutos de duração, enquanto a mais longa, mais benéfica, dura uma hora e 45 minutos. Quanto maior a regularidade com que você puder se dedicar a uma ou mais dessas sessões, maior a sensação de paz interior, contentamento e conexão que você estará propenso a vivenciar na vida diária.

No entanto, a fim de obter os máximos benefícios da Meditação Yogue, é essencial que você tenha um estilo de vida que respalde completamente as suas metas tanto durante a sua prática de yoga quanto fora dela. Por conseguinte, é oferecida uma orientação saudável geral sobre uma rotina diária, que inclui a hora de levantar e ir para a cama, uma excelente rotina de limpeza e a alimentação ideal.

A Vida Consciente

A fim de realmente aproveitar ao máximo as práticas da Meditação Yogue deste livro, é importante manter um estilo de vida equilibrado. A saúde ideal requer não apenas exercícios suficientes e dedicação a uma prática espiritual como a Meditação Yogue, mas também uma nutrição saudável, um relaxamento adequado e uma quantidade de sono satisfatória.

Do ponto de vista yogue, é importante manter o corpo e a mente saudáveis, não apenas para se sentir fisicamente em forma mas também para que eles permaneçam veículos convenientes por meio dos quais o verdadeiro Eu divino interior possa se expressar, possibilitando que você vivencie um sentimento de unicidade e harmonia na vida.

As diretrizes diárias que se seguem o ajudarão a manter o corpo e a mente equilibrados para essa finalidade. Embora nem sempre seja possível seguir todas as recomendações devido às restrições da vida moderna agitada, aquelas que você puder seguir serão extremamente benéficas.

Levante-se cedo

De acordo com o pensamento yogue, o início da manhã (antes das 6 horas) está repleto de *prana*, tornando-o o melhor período para nos levantarmos pela manhã e também o mais gratificante para meditar.

Acredita-se que o período entre 4 e 6 horas da manhã seja aquele em que predominam a luminosidade e a clareza, e a nossa mente e o nosso corpo têm a maior probabilidade de se sentir vigorosos. Por outro lado, continuar a dormir além das 6 horas da manhã provavelmente nos fará sentir mais preguiçosos e cansados, bem como ter uma evacuação mais lenta.

Esvazie a bexiga e o intestino

É importante que você vá ao banheiro tão logo se levante pela manhã e esvazie a bexiga e o intestino. Se você tiver dificuldade para evacuar, experimente espremer meio limão numa caneca de água quente e beber a mistura com uma pitada de sal e uma colher de chá de mel. Em seguida, beba outra caneca de água morna pura. O limão e o sal têm um efeito purgativo, de arrastar para fora, e o mel é um tônico para o cólon.

Limpe os dentes e a língua, e gargareje

É importante remover regularmente as toxinas e bactérias do corpo. Desse modo, pelo menos duas vezes por dia, use uma escova de dentes pequena ou média, com cerdas macias, para escovar cuidadosamente os dentes. O Ayurveda, a medicina indiana tradicional, recomenda um creme dental com sabores adstringentes, amargos e picantes, como mirra, própolis, nim [*Azadirachta indica*] ou hortelã-pimenta. Um creme dental que contenha bicarbonato de sódio também é benéfico. Depois de escovar os dentes, passe também o fio dental entre eles para eliminar quaisquer bactérias. Também é recomendável que você esfregue a língua com um raspador de língua ou a borda de uma colher de chá para remover o revestimento bacteriano e também combater o mau hálito. Finalmente, gargareje com um pouco de água morna para limpar e aliviar a garganta.

Irrigue o nariz

Uma prática yogue benéfica envolve usar regularmente o que é chamado de pote *neti* (parecido com um pequeno bule de chá, mas com um bico especial) para irrigar as vias nasais. Para fazer isso, encha o pote com água morna e dissolva nela uma colher de chá de sal. Curve-se sobre uma pia, incline a cabeça para a esquerda e, inserindo levemente o bico na narina direita, despeje lentamente a água para cima no nariz para que ela saia pela narina esquerda. A água salgada morna lava o muco e a poeira, limpando a mucosa

Remédio digestivo

Se você sofre de prisão de ventre, inchaço abdominal, flatulência ou indigestão, pode experimentar beber triphala (disponível em estabelecimentos bem conceituados que vendem ervas medicinais) — um remédio em pó ayurvédico composto por uma mistura de três frutas: haritaki, bibhitaki e amalaki. Dissolva uma colher de chá do pó triphala numa caneca com água quente e deixe a mistura repousar durante alguns minutos antes de beber. A melhor hora para tomar o triphala é à noite, meia hora antes de se deitar.

das narinas. Para expelir o excesso de água das narinas, inspire e solte o ar rapidamente pelo nariz.

Faça uma massagem no corpo
O Ayurveda recomenda uma massagem diária, se possível, antes do banho, para estimular a liberação dos resíduos do corpo. Massagear a pele estimula a circulação do sangue e o fluxo linfático. A massagem também purifica, nutre, relaxa e rejuvenesce o corpo.

- Aqueça um pouco de óleo de gergelim (orgânico, prensado a frio e com menos de seis meses de fabricação). Se ele irritar a sua pele, use, em vez dele, óleo de coco ou óleo de amêndoas doces.
- Sente-se numa toalha de banho e aplique o óleo morno sobre todo o corpo, da cabeça aos pés, levando mais ou menos dez minutos para fazer isso. Empregue movimentos das mãos para cima e para baixo, ou circulares, para fazer o óleo penetrar suavemente na pele.
- Em seguida, relaxe durante cinco minutos para permitir que a pele absorva o óleo.
- Se você estiver com pressa, até mesmo uma massagem de apenas dois ou três minutos é proveitosa; neste caso, você deve se concentrar principalmente na cabeça e nos pés.

Tome um banho morno de banheira ou de chuveiro
Depois da massagem com óleo, tome um banho morno de banheira ou de chuveiro usando um sabonete suave para retirar o óleo da pele.

Siga o seu *sadhana*
Sadhana é uma palavra sânscrita que significa prática "espiritual". Depois de ter purificado completamente o corpo, você pode agora vestir roupas limpas e confortáveis e começar a Meditação Yogue *sadhana* deste livro (ver pp. 146-53 para ver as opções de sessões com várias durações, que combinam as práticas do livro). A regularidade é importante no *sadhana* diário, pois o propósito dele é que você descubra o seu verdadeiro e jubiloso Eu interior e que se sinta em paz com o mundo.

Tome um café da manhã saudável

Tome um café da manhã leve e nutritivo, que pode ser composto por frutas frescas da sua escolha, granola acrescida de algumas amêndoas deixadas de molho e descascadas, mingau de aveia, painço ou trigo sarraceno, ou panquecas de trigo sarraceno, acompanhados por uma xícara de chá de ervas, num ambiente calmo e agradável – se possível em silêncio.

O almoço deve ser a principal refeição do dia

O que é conhecido no yoga como o "fogo digestivo" está no auge e é mais eficiente no meio do dia. Coma numa atmosfera relaxada – em silêncio, se possível. Mastigue bem a comida. E não dilua os seus sucos digestivos bebendo copos de água ou de suco enquanto estiver comendo; em vez disso, só beba alguma coisa meia hora depois da refeição. Fique sentado por cinco minutos e depois, se puder, caminhe durante mais ou menos 15 minutos para ajudar a digestão. Em seguida, dedique-se às suas atividades do período da tarde. O período entre 2 e 6 horas da tarde é excelente para as atividades mentais.

A refeição da noite deve ser leve

Depois de qualquer prática noturna de Meditação Yogue, coma um jantar leve, certificando-se de que já se tenham passado pelo menos três horas após o almoço para que você tenha tido uma digestão adequada. É melhor evitar o iogurte, a proteína animal e ingredientes crus nessa refeição, pois eles são difíceis de digerir. Não leia ou assista à televisão enquanto come. E procure comer apenas até três quartos da sua capacidade, parando quando estiver se sentindo confortavelmente satisfeito.

Hora de dormir

O yoga concorda com a máxima "dormir cedo e acordar cedo torna a pessoa saudável, rica e sábia". Para garantir que você terá uma noite de descanso profundo, o que é vital para a saúde ideal, não vá para a cama depois das 10 horas da noite. Acredita-se que o intervalo entre 10 horas da noite e 2 horas da manhã seja um período ativo da noite, de modo que se estiver acordado, você se sentirá animado, alerta e pouco propenso a ter uma boa noite de descanso. Ficar acordado até tarde também poderá contribuir para a insônia, problemas digestivos e de eliminação, pressão alta e má concentração.

Tornando a Meditação Yogue uma Rotina Diária

Para um desenvolvimento completo da mente e do corpo, bem como para despertar e aproveitar a sua energia física e mental, o ideal é praticar a Meditação Yogue duas vezes por dia, se possível – uma vez pela manhã, ao acordar, para começar bem o dia, e novamente à noite para ajudá-lo a relaxar – mesmo que você pratique apenas 15 minutos de cada vez. Alternativamente, se você tiver mais tempo pela manhã ou à noite, poderá optar por uma prática mais prolongada nesse período.

A seleção de Sessões Matinais e Noturnas com tempo determinado que se segue foi especialmente criada a partir das numerosas práticas inestimáveis explicadas em todo o livro. Escolha qual das cinco sessões com tempo determinado (15 minutos, 30 minutos, uma hora, uma hora e 15 minutos ou uma hora e 45 minutos) é mais adequada para você, o que vai depender de quanto tempo você dispõe e das práticas com que se sente mais à vontade neste estágio da sua jornada de Meditação Yogue. Lembre-se de reavaliar de vez em quando as suas necessidades de tempo a fim de aproveitar ao máximo a sua prática.

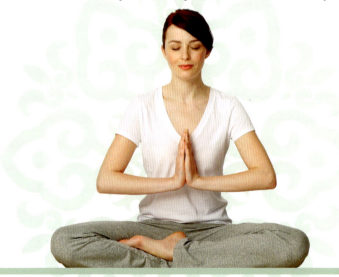

A prática e o tempo

As sessões que se seguem são flexíveis, de modo que se você sentir que convém dar mais atenção a certas técnicas, sem dúvida deve fazer isso. No entanto, procure sempre tentar dedicar o máximo de tempo possível às práticas de meditação (por exemplo, no fim de semana você talvez tenha tempo para fazer meditações mais longas), já que vivenciar quietude, paz e um sentimento de conexão na meditação é o objetivo supremo de todas as práticas.

Tenha em mente que os espaços de tempo fornecidos são aproximados, baseados no tempo que um praticante típico leva fazendo as práticas. No entanto, cada pessoa trabalha no seu próprio ritmo, de modo que você deve permitir alguma flexibilidade em torno dos intervalos de tempo sugeridos, especialmente se você for um iniciante no yoga e na meditação. Não fique preocupado se levar mais ou menos tempo executando algumas práticas. Observe também que qualquer discrepância entre o espaço de tempo sugerido para a prática nas sessões que se seguem e a apresentada na descrição principal dessa prática no corpo do livro deve-se ao fato de que os intervalos de tempo definidos aqui foram alterados para que pudessem se encaixar dentro da estrutura com tempo determinado de cada sessão.

No Espírito da Meditação

Mais importantes do que a hora e o local onde você medita, ou de que técnicas usa, são a sua atitude e a disposição com a qual você pratica, bem como a sua autodisciplina e regularidade na prática da meditação. Por meio da prática regular e disciplinada, você desenvolverá a sua conscientização, sabedoria, energia e alegria, conduzindo-as a um nível no qual poderá habilmente integrar a experiência de calma interior centrada, paz e alegria à sua vida diária.

DESENVOLVENDO A SUA PRÁTICA

Sessões Matinais

As sessões matinais à direita despertarão a sua energia, conferindo a vitalidade que você precisa para começar o dia. A combinação das práticas recomendadas dentro de cada sessão incentivará a livre circulação das forças vitais, estimulando as suas glândulas, melhorando a circulação do sangue e da linfa, e liberando os resíduos do corpo bem como quaisquer tensões e bloqueios mentais ou emocionais. A prática regular dessas sessões resultará no aumento da energia, em mais clareza e uma mente mais tranquila.

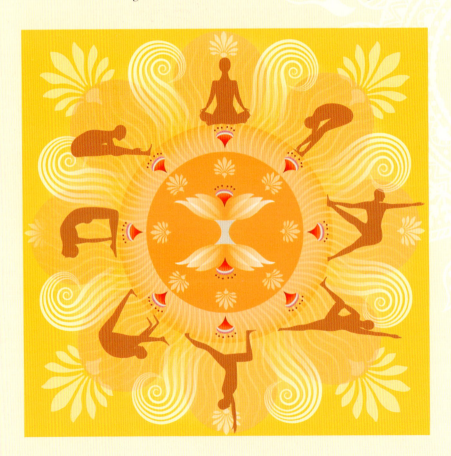

SESSÃO DE 15 MINUTOS

1 Práticas de purificação
   - *Nadi Shodhana*
     3 minutos; ver pp. 86-7
   - *Agnisara Kriya*
     2 minutos; ver pp. 88-9

2 Práticas de meditação
   - *Hong Sau*
     10 minutos; ver pp. 122-25

SESSÃO DE 30 MINUTOS

1 Práticas de Asana
   - *Aquecimento*
     5 minutos; ver pp. 64-7
   - *Sequência de Saudação ao Sol*
     10 minutos; ver pp. 68-71

2 Práticas de Meditação
   - *Maha Mudra*
     5 minutos; ver pp. 114-17
   - *Hong Sau*
     10 minutos; ver pp. 122-25

SESSÃO DE UMA HORA

1 Práticas de Asana
   - *Aquecimento*
     5 minutos; ver pp. 64-7
   - *Sequência Matinal Energizante*
     10 minutos; ver pp. 72-5

2 Práticas de purificação
   - *Nadi Shodhana*
     5 minutos; ver pp. 86-7

3 Práticas de pranayama
   - *Respiração Yogue Completa*
     5 minutos; ver pp. 96-7
   - *Bhastrika Pranayama*
     5 minutos; ver pp. 100-01

4 Práticas de meditação
   - *Maha Mudra*
     5 minutos; ver pp. 114-17
   - *Hong Sau*
     10 minutos; ver pp. 122-25
   - *Navi Kriya*
     5 minutos; ver pp. 126-27
   - *Meditação Om*
     10 minutos; ver pp. 132-33

SESSÃO DE UMA HORA E 15 MINUTOS

1   Práticas de asana
    - *Aquecimento*
      5 minutos; ver pp. 64-7
    - *Sequência de Saudação ao Sol:*
      10 minutos; ver pp. 68-71

2   Práticas de Purificação
    - *Nadi Shodhana*
      5 minutos; ver pp. 86-7
    - *Agnisara Kriya*
      3 minutos; ver pp. 88-9
    - *Kapalabhati*
      5 minutos; ver p. 92
    - *Ashvini Mudra*
      2 minutos; ver p. 93

3   Práticas de meditação
    - *Maha Mudra*
      5 minutos; ver pp. 114-17
    - *Hong Sau*
      15 minutos; ver pp. 122-25
    - *Navi Kriya*
      5 minutos; ver pp. 126-27
    - *Meditação Om*
      20 minutos; ver pp. 132-33

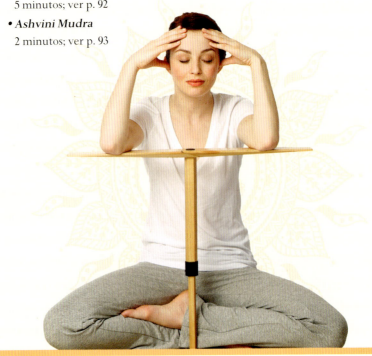

SESSÃO DE UMA HORA E 45 MINUTOS

1 **Práticas de asana**
  - *Aquecimento*
    5 minutos; ver pp. 64-7
  - *Sequência de Saudação ao Sol*
    10 minutos; ver pp. 68-71
  - *Sequência Matinal Energizante*
    10 minutos; ver pp. 72-5

2 **Práticas de purificação**
  - *Nadi Shodhana*
    5 minutos; ver pp. 86-7
  - *Agnisara Kriya*
    3 minutos; ver pp. 88-9
  - *Kapalabhati*
    5 minutos; ver p. 92
  - *Ashvini Mudra*
    2 minutos; ver p. 93

3 **Práticas de pranayama**
  - *Respiração Yogue Completa*
    5 minutos; ver pp. 96-7
  - *Bhastrika Pranayama*
    5 minutos; ver pp. 100-01
  - *Bhramari Pranayama*
    5 minutos; ver pp. 102-03
  - *Kundalini Pranayama*
    5 minutos; ver pp. 104-05

4 **Práticas de meditação**
  - *Maha Mudra*
    5 minutos; ver pp. 114-17
  - *Bija mantras*
    5 minutos; ver pp. 118-19
  - *Hong Sau*
    10 minutos; ver pp. 122-25
  - *Navi Kriya*
    5 minutos; ver pp. 126-27
  - *Meditação Om*
    20 minutos; ver pp. 132-33

*"Seja calmamente ativo, e ativamente calmo.
Esse é estilo do yogue. Medite regularmente,
e você encontrará uma alegria interior que é real."*

Paramhansa Yogananda

DESENVOLVENDO A SUA PRÁTICA

SESSÕES NOTURNAS

As sessões noturnas que se seguem se concentram principalmente em práticas que têm um efeito relaxante na mente e no corpo no final de um dia movimentado. Se você estiver fazendo uma sessão que envolva práticas de *asana* e *pranayama*, é melhor fazê-la logo depois do trabalho, enquanto uma sessão baseada na meditação é mais adequada para o período imediatamente anterior à hora de dormir para garantir uma boa noite de sono.

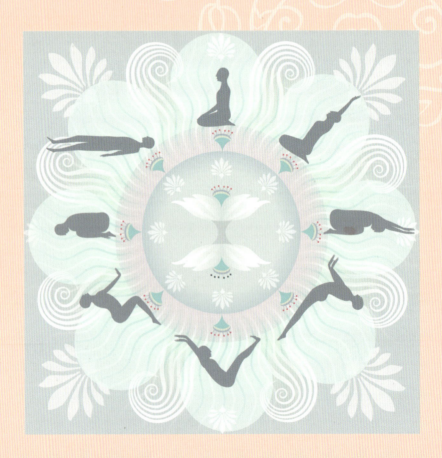

SESSÃO DE 15 MINUTOS

1 Práticas de meditação
   - *Maha Mudra*
     5 minutos; ver pp. 114-17
   - *Hong Sau*
     10 minutos; ver pp. 122-25

SESSÃO DE 30 MINUTOS

1 Práticas de meditação
   - *Maha Mudra*
     5 minutos; ver pp. 114-17
   - *Hong Sau*
     10 minutos; ver pp. 122-25
   - **Meditação Yogue da Suprema Bem-Aventurança**
     15 minutos; ver pp. 134-37

SESSÃO DE UMA HORA

1 Práticas de meditação
   - *Maha Mudra*
     5 minutos; ver pp. 114-17
   - *Hong Sau*
     10 minutos; ver pp. 122-25
   - *Jyoti Mudra*
     5 minutos; ver pp. 128-29
   - **Meditação Om**
     10 minutos; ver pp. 132-33
   - **Meditação Yogue da Suprema Bem-Aventurança**
     30 minutos; ver pp. 134-37

DESENVOLVENDO A SUA PRÁTICA

SESSÃO DE UMA HORA E 15 MINUTOS

1 Práticas de asana
 • *Aquecimento*
 5 minutos; ver pp. 64-7
 • *Sequência Noturna Relaxante*
 10 minutos; ver pp. 76-9

2 Práticas de purificação
 • *Nadi Shodhana*
 5 minutos; ver pp. 86-7

3 Práticas de pranayama
 • *Ujjayi Pranayama*
 5 minutos; ver pp. 98-9

4 Práticas de meditação
 • *Contemplação fixa*
 5 minutos; ver p. 113
 • *Maha Mudra*
 5 minutos; ver pp. 114-17
 • *Hong Sau*
 10 minutos; ver pp. 122-25
 • *Jyoti Mudra*
 5 minutos; ver pp. 128-29
 • *Meditação Om*
 10 minutos; ver pp. 132-33
 • *Meditação Yogue da Suprema Bem-Aventurança*
 15 minutos; ver pp. 134-37

Dominando a arte da meditação

É importante lembrar que a meditação requer dedicação e disciplina, de modo que não desista sem ter dado a ela uma chance adequada. Se você achar difícil ficar sentado quieto, o macete é simplesmente reservar mais tempo para cada sessão de meditação. Ao se mostrar disposto a ficar sentado por um período mais longo, você concederá aos seus pensamentos mais tempo para que diminuam o ritmo e se estabilizem. Como quase todos os meditadores experientes lhe dirão, a verdadeira quietude meditativa geralmente ocorre depois de mais ou menos 45 minutos a uma hora. Para alcançar esse estado, você precisará persistir com um esforço constante. Se você sentir resistência para meditar, tente simplesmente se desfazer dos pensamentos que o estão refreando e leve a atenção de volta à respiração ou ao mantra *Om*.

SESSÕES NOTURNAS

UMA HORA E 45 MINUTOS

1 **Práticas de asana**
 • *Aquecimento*
   5 minutos; ver pp. 64-7
 • *Sequência Noturna Relaxante*
   10 minutos; ver pp. 76-9
 • *Sequência Calmante*
   10 minutos; ver pp. 80-3

2 **Práticas de purificação**
 • *Nadi Shodhana*
   5 minutos; ver pp. 86-7

3 **Práticas de pranayama**
 • *Ujjayi Pranayama*
   5 minutos; ver pp. 98-9
 • *Bhramari Pranayama*
   5 minutos; ver pp. 102-03

4 **Práticas de meditação**
 • *Maha Mudra*
   5 minutos; ver pp. 114-17
 • *Mantras bija*
   10 minutos; ver pp. 118-19
 • *Mantra Hum*
   5 minutos; ver pp. 120-21
 • *Hong Sau*
   10 minutos; ver pp. 122-25
 • *Meditação Om*
   15 minutos; ver pp. 132-33
 • *Meditação Yogue da Suprema Bem-Aventurança*
   20 minutos; ver pp. 134-37

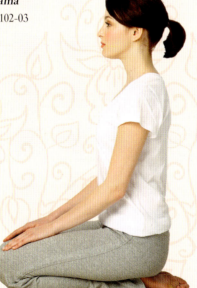

Leitura Adicional

- Ashley-Farrand, Thomas, *Chakra Mantras*, Weiser Books, São Francisco, 2006.
- Avalon, Arthur, *The Serpent Power*, Dover Publications, Nova York, 1974.
- Bryant, Edwin F, *The Yoga Sutras of Patanjali*, North Point Press, Nova York, 2009.
- The Dalai Lama, *Beyond Religion*, Rider, Londres, 2012.
- Davis, Roy Eugene, *The Science of Self-Realization*, CSA Press, Lakemont, Georgia, 2004.
- Davis, Roy Eugene, *Paramhansa Yogananda As I Knew Him*, CSA Press, Lakemont, Georgia, 2005.
- Davis, Roy Eugene, *Seven Lessons in Conscious Living*, CSA Press, Lakemont, Georgia, 2013.
- Feuerstein, Georg, *The Deeper Dimensions of Yoga*, Shambhala Publications, Boston, 2003.
- Iyengar, B.K.S, *Core of the Yoga Sutras*, HarperThorsons, Londres, 2012.
- Kriyananda, Swami, *The Essence of Self-Realization*, Crystal Clarity Publishers, Nevada City, 1990.
- Kriyananda, Swami, *God is for Everyone*, Crystal Clarity Publishers, Nevada City, 2003.
- Kriyananda, Swami, *The Essence of the Bhagavad Gita*, Crystal Clarity Publishers, Nevada City, 2006.
- Kriyananda, Swami, *Paramhansa Yogananda – A Biography*, Crystal Clarity Publishers, Nevada City, 2011.
- Mehta, Mira, *Yoga Explained*, Angus Books, Londres, 2004.
- Niranjanananda, Swami, *Prana, Pranayama, Prana Vidya*, Yoga Publications Trust, Bihar, 1994.
- Selbie and Steinmetz, *The Yugas*, Crystal Clarity Publishers, Nevada City, 2010.
- Stephens, Mark, *Yoga Sequencing*, North Atlantic Books, Berkeley, Califórnia, 2012.
- Sturgess, Stephen, *The Yoga Book*, Watkins Publishing, Londres, 2002.
- Sturgess, Stephen, *The Book of Chakras and Subtle Bodies*, Watkins Publishing, Londres, 2013.
- Vishnu-Devananda, Swami, *Hatha Yoga Pradipika*, Lotus Publishing, Nova York, 1987.
- Yogananda, Paramhansa, *Where There is Light*, Self-Realization Fellowship, Los Angeles, 1989.
- Yogananda, Paramhansa, *Autobiography of A Yogi*, Crystal Clarity Publishers, Nevada City, 1994.
- Yogananda, Paramhansa, *Journey to Self-Realization*, Self-Realization Fellowship, Los Angeles, 1997.
- Yogananda, Paramhansa, *Metaphysical Meditations*, Self-Realization Fellowship, Los Angeles, 1998.

LEITURA ADICIONAL

- Yogananda, Paramhansa, *In the Sanctuary of the Soul*, Self-Realization Fellowship, Los Angeles, 1998.

- Yogananda, Paramhansa, *Inner Peace*, Self-Realization Fellowship, Los Angeles, 1999.

- Yogananda, Paramhansa, *God Talks with Arjuna – The Bhagavad Gita*, Self-Realization Fellowship, Los Angeles, 2002.

- Yogananda, Paramhansa, *How to be Happy all the Time*, Crystal Clarity Publishers, Nevada City, 2006.

- Yogananda, Paramhansa, *How to be a Success*, Crystal Clarity Publishers, Nevada City, 2008.

- Yukteswar, Swami Sri, *The Holy Science*, Self-Realization Fellowship, Los Angeles, 1997.

Recursos Adicionais

Para informações adicionais sobre os ensinamentos de Kriya Yoga de Stephen Sturgess em Londres, visite
www.yogananda-kriyayoga.org.uk
ou envie um e-mail para stephensturgess@hotmail.com
Para informações adicionais sobre a meditação Kriya Yoga em geral:

No Reino Unido:
www.kriyayogacentre.org.uk
www.srf-london.org.uk

Nos EUA:
www.ananda.org
www.expandinglight.org
www.csa-davis.org
www.yogananda-srf.org

Na Índia:
www.anandaindia.org

Na Itália:
www.ananda.it

ÍNDICE REMISSIVO

A
Agnisara Kriya 88-91
ahimsa (não violência) 18-9
ajapa-japa (repetição subconsciente) 122
ajna (terceiro olho) *chakra* 40-1, 125, 131
ambiente, adequado 51
amor, cultivando o 109
anahata (coração) *chakra* 39, 41, 118, 131
anandamaya kosha (revestimento de bem-aventuraça) 33
annamaya kosha (revestimento do alimento) 32
aparigraha (desapego) 19
aquecimento 64-7
asana (postura yogue) 22, 62-83
  posturas invertidas 80
  posturas na posição sentada 52-7
Ashvini Mudra 93
asteya (ausência de cobiça) 19
atman (verdadeiro eu) 30
Autobiografia de um Iogue (Paramhansa Yogananda) 12

B
bandhas (bloqueios de energia) 49, 60-1, 114
Bhairava Mudra 59
Bhastrika Pranayama (Respiração do Fole) 100-01
Bhramari Pranayama (Respiração da Abelha) 102-03
brahmacarya (conservação da energia vital) 19

C
Cachorro Olhando para Baixo (*Adho-Mukha-Svanasana*) 70, 78
chakras 34-41
  e *kundalini* 46-7
  e mantras 112, 118-19, 130-31
  e *nadis* 44-5
  e Saudação ao Sol 68-71

Chin Mudra 58
coluna astral 34, 44
contemplação (para a meditação) 113
corpo astral 30, 32-3
corpo causal 30, 33, 46
corpo físico 30, 32
corpo sutil 30-3

D
dharana (concentração) 25, 27
dhyana (meditação) 27
digestão 114, 141

E
entoação *ver* mantras
estilo de vida 140-43
Extensão Lateral Intensa (*Parsvottanasana*) 74

F
Flexão Sentada para a Frente (*Paschimottanasana*) 75

H
hábitos de
  alimentação 51, 143
  de sono 140, 143
Hatha Yoga 10, 114
Hatha Yoga Pradipika (Svatmarama Yogendra) 22, 47
hora mais propícia/regularidade da prática 50-1, 63, 85, 95, 107, 128, 138, 144-53

I
ida (*nadi*) 42, 44-6, 59, 86, 122
Investida do Cavaleiro [Postura Equestre] (*Ashwa Sanchalasana*) 69, 71

J
Jalandhara Bandha (bloqueio da garganta) 61
japa (repetição consciente) 112

Jnana Mudra 59, 99, 103
Jyoti Mudra 111, 128-29, 132

K
Kapalabhati (Respiração do Crânio Brilhante) 92
kleshas (cinco aflições) 21
Kriya Yoga 12-3
kundalini 44, 46-7
Kundalini Pranayama 104-05

L
Lahiri Mahasaya 12, 126

M
Maha Mudra 114-17, 132
Mahavatar Babaji 12, 126
manipura (plexo solar) *chakra* 39, 41, 88, 100, 126-27, 131
manomaya kosha (revestimento da mente) 32-3
mantra
  Hong Sau 25, 110, 112, 122-25, 132
  Hum 112, 120-21
  Om 36, 104, 112, 117, 120, 130-33
mantras 21, 112, 118-25
mantras *bija* (sílaba seminal) 35, 112, 118-19
massagem 142
meditação 12-3, 27, 106-37
  bela visualização 110-11
  benefícios da 13
  com mantras 112, 118-25
  na respiração 110
  pela contemplação fixa 113
  sentado para a 52-7
  superando os obstáculos à 152
Meditação Yogue da Suprema Bem-Aventurança 134-37
medula oblonga 36, 40, 126, 131
Mudra das Mãos Entrelaçadas 59
mudras (gestos) 58-9, 86, 93, 114-17, 128-29
Mula Bandha (bloqueio da raiz) 60, 93, 101, 114-15
muladhara (raiz) *chakra* 38, 41, 130

Índice Remissivo

N
Nadi Shodhana (Respiração Alternada) 86-7, 104
nadis (canais de energia) 40, 42-5, 114
Navi Kriya 126-27
niyama (observâncias fixas) 20-1, 50

O
Oito Membros do Yoga 16-27
olho espiritual 40, 125
Ondulação Abdominal (*Lauliki Nauli*) 90-1

P
panchamahabhuta (cinco grandes elementos) 36-7
Patanjali 11
 Ver também *Yoga Sutras*
pingala (*nadi*) 42, 44-6, 59, 86, 122
Postura
 Ascendente do Trovão (*Urdhva Vajrasana*) 77
 da Cobra (*Bhujangasana*) 70, 77
 da Criança (*Balasana*) 79
 da Extensão (*Uttanasana*) 69, 71, 73
 da Lebre (*Shashankasana*) 77
 da Montanha (*Tadasana*) 69, 71, 73
 da Ponte (*Setubandhasana*) 82
 da Prancha (*Phalakasana*) 70
 da Prece (*Pranamasana*) 69
 da Pressão nas Orelhas (*Karnapidasana*) 82
 do Adepto (*Siddhasana*) 55
 do Ângulo Lateral (*Parsvakonasana*) 74
 do Arado (*Halasana*) 81
 do Cadáver (*Shavasana*) 79, 83
 do Camelo (*Ustrasana*) 75
 do Gato (*Majariasana*) 78
 do Guerreiro (*Virabhadrasana*) 74
 do Lótus (*Padmasana*) 56-7
 do Peixe (*Matsyasana*) 80, 83
 do Triângulo (*Trikonasana*) 73
 do Trovão (*Vajrasana*) 54

Fácil (*Sukhasana*) 22, 53
 Invertida sobre os Ombros |Postura de Todos os Membros| (*Sarvangasana*) 81
posturas na posição sentada 52-7
posturas ver *asana*
prana (força vital) 23, 36-7
pranamaya kosha (revestimento do ar vital) 32
pranayama (regulação da força vital por meio da respiração) 23, 94-105, 110
práticas de purificação 84-93
pratyahara (retraimento da mente dos sentidos) 24

R
Raja Yoga 10-2
respiração ver *pranayama*
Respiração Yogue Completa 96-7, 100
revestimentos (corpo sutil) 30, 32-3, 112

S
sadhana (prática espiritual) 142
sahasrara (coroa) *chakra* 30, 40, 41, 44, 46, 61, 103, 134
samadhi (união divina) 27, 130, 134
santosa (contentamento) 20
Sat-Chit-Ananda (bem-aventurança sempre consciente, sempre existente e sempre nova) 8, 27
satya (veracidade) 19
Satyananda Saraswati, Swami 35
sauca (pureza) 20
Saudação
 ao Sol 68-71
 Ascendente (*Urdhva Hastasana*) 69, 71
 com Oito Pontos (*Ashtanga Namaskara*) 70
 sequência calmante 80-3
Shiva 120
sistema de energia sutil 28-47

chakras 34-41
kundalini 46-7
nadis 42–5
sistema nervoso 44-5
sushumna (*nadi*) 40, 42, 44, 59, 86, 114, 127
svadhisthana (sacro) *chakra* 38, 41, 131
svadhyaya (autoestudo) 21
Svatmarama Yogendra 22

T
Taittiriya Upanishad 31
tapas (autodisciplina) 20-1
Tratak (contemplação da vela) 25, 113
triphala (remédio digestivo) 141

U
Uddiyana Bandha (bloqueio abdominal) 61, 90
Ujjayi Pranayama (Respiração Vitoriosa) 98-9

V
vijnanamaya kosha (revestimento da inteligência) 32-3
Vishnu *mudra* 86, 105
vishuddhi (garganta) *chakra* 39, 41, 118, 131
visualização 110-11
vrittis (sentimentos do ego) 11, 25

Y
yama (autocontrole) 18-9, 50
yoga 9
 advertências médicas 14, 61, 67-8, 80, 90, 92
 meta do 15
 preparação para 50-1
Yoga Sutras (Patanjali) 11, 17, 21-2
 citações dos 11, 15, 21-2, 24, 131
Yogananda, Paramhansa 12
 citações de 9, 37, 75
Yukteswar Giri, Swami Sri 12

Agradecimentos

Muito obrigado a Bob Saxton, que fez o projeto decolar inicialmente. A Kelly Thompson, editora geral que prestou uma meticulosa atenção aos detalhes, ao mesmo tempo que permaneceu sempre amável e animada, e a Tania Ahsan, que também trabalhou animadamente na edição. A Luana Gobbo, a *designer* gráfica, que criou um *design* encantador para o livro. A Jules Selmes, o fotógrafo, e o seu assistente Adam, ambos os quais trabalharam arduamente para fazer as belas fotos da modelo. E à própria modelo, Tess Dimas (MOT), que transmitiu às fotos uma calma e serenidade naturais. E, finalmente, um enorme obrigado a Christiane Beauregard, a ilustradora, que contribuiu com as belas e coloridas ilustrações do livro.